Recherches participatives en santé

Collection « (Auto) biographie ∞ Éducation »

Si l'éducation, à l'âge de la société de la connaissance et de la formation tout au long de la vie, est politiquement et socialement l'affaire de tous, elle est de plus en plus, dans les injonctions collectives, dans les représentations individuelles et dans la réalité des trajets de formation, l'affaire de chacun.

La collection (Auto) biographie ∞ Éducation se donne pour objet de montrer comment les parcours éducatifs contemporains se singularisent dans des histoires individuelles et comment les individus investissent biographiquement les épisodes et les expériences d'apprentissage et de formation.

Conçue pour réunir des collaborations internationales, la collection accueille des ouvrages (témoignages, essais, travaux de recherche collectifs) ouverts à la diversité des approches et des points de vue.

La collection « (Auto) biographie ∞ Éducation »
est dirigée par
Christine Delory-Momberger (Paris 13 Sorbonne Paris Cité)
Maria da Conceição Passeggi (UFRN-Natal/Brésil)
Elizeu Clementino de Souza (UNEB-Salvador de Bahia/Brésil)

La collection est partenaire de la collection brésilienne
Pesquisa (Auto) Biográfica e Educação
aux éditions EDUFRN-Paulus/Brésil
sous la même direction
et de la collection argentine
Narrativas, Autobiografias y Educatión aux éditions
LPP-CLACSON/Argentine
sous la direction de Daniel Hugo Suárez (UBA Buenos Aires/Argentine)

Martine Janner-Raimondi, Carole Baeza,
Cécile Fontaine, Sophie Arborio

Recherches participatives en santé

Regards et expertises croisés pour une démocratie en santé

Téraèdre

ISBN 978-2-36085-178-2

www.teraedre.fr

Remerciements

Ce texte fait suite à une recherche participative qui s'est déroulée de septembre 2021 à août 2022 dans le cadre de la plateforme SHS Santé du Campus Condorcet. à l'Université Sorbonne Paris Nord.

Merci à tous les participant.es d'avoir contribué aux *focus groups* organisés, merci pour leur écoute, leurs discussions car ils ont permis de faire avancer la réflexion sur les ingrédients d'une participation à visée démocratique, sans hiérarchie aucune, ni au plan des savoirs, ni à celui des expériences.

Merci à Jean-Claude Bourguignon, Clara Bouteleux, Marie Citrini, Hélène Collas, Christine Delory-Momberger, Anne Dizerbo, Elisabeth, Nadine Esnault, Hélène Frenkiel-Lebossé, Cécile Fontaine, Olivia Gross, Bruno Hubert, Claire Jeantils, Denise Laporte, Julia Midelet, Séverine Parayre, Jean-Charles Verheye, Charlotte Toussaint, Aurélien Troisoeufs, Yannis, patient, qui nous ont fait l'honneur de s'intéresser à cette recherche.

L'ouvrage est issu d'un croisement d'approches et d'auteurs de différentes formations. Le tapuscrit a été donné à lire à l'ensemble des participants ayant rempli la charte éthique et les retours ont pu ainsi être pris en compte.

Nous remercions également l'Unité de Recherche EXPERICE de l'Université Sorbonne Paris Nord pour le soutien financier apporté à la publication de cet ouvrage.

Sommaire

Recherches participatives : objets et enjeux pour la démocratie en santé

Martine Janner-Raimondi, Sophie Arborio et Cécile Fontaine

Le présent rapport de recherche s'inscrit en réponse au premier thème de l'appel à manifestation d'intérêt scientifique intitulé : « L'engagement des patients et du public dans l'organisation des services de santé, l'élaboration des politiques publiques et la recherche » proposé dans le cadre de la plateforme Sciences Humaines et des Sociétés (SHS)-Santé du campus Condorcet.

Parce que nous nous sommes engagé.es dans différentes recherches récentes visant à entendre les points de vue et les savoirs expérientiels des patients et de leurs proches (cf. présentation synthétique ci-dessous)[1], nous pensons qu'il

---

[1] « *E-Plateform Innov' Maladies rares* » (2015-2018) Dir. Pr. B. Farge-Bancel, C. Tourette-Turgis, Université Paris 6, C. Delory-Momberger, Université Paris XIII et Association Française du *Lupus* et autres maladies auto-immunes ; *« Les adolescent.e.s face à la maladie chronique : à la croisée de la philosophie-phénoménologie, de la médecine et des sciences de l'éducation »* (ADOCHRONIQ : 2016 – 2019), Dir. Pr. N. Depraz, Université de Rouen ; *« Croiser les expériences : vers une transformation de l'action de soin dans la maladie chronique »* (2017-2020), Dir. G. Beck-Wirth, PH au CHG Mulhouse, Association Ithaque (Strasbourg), Garant scientifique Pr. M. Janner-Raimondi, Université Sorbonne Paris Nord. « *SYNAPSE (Formation et Accompagnement des soignants dans la prise en charge du Syndrome d'Angelman)* » (2021- en cours) Dir. S. Arborio et AFSA (Association Française du Syndrome d'Angelman).

importe d'approfondir la question de la participation des acteurs directement concernés qu'il s'agisse des patients, de leurs proches et des soignants, aux recherches visant à comprendre les maladies avec lesquelles ils vivent, qu'ils accompagnent ou qu'ils soignent.

En effet, ces recherches ont permis de focaliser notre attention autant sur les personnes porteuses d'une maladie dite « chronique » (Recherche 1, maladies rares : Lupus et Sclérodermie ; Recherche 2, maladies « chroniques » : diabète, anorexie et schizophrénie ; Recherche 3, maladies : VIH, Addictologie, diabète, état pauci-relationnel ; Recherche 4 : Syndrome d'Angelman) et les savoirs expérientiels qu'elles développent *in situ* au quotidien, que sur leurs suivis par les thérapeutes et les soignants. Ces derniers intervenaient ou non dans le cadre des dispositifs d'Education Thérapeutique du Patient (ETP) se référant notamment aux démarches préconisées par Deccache & Lavendhomme (1989) ; d'Ivernois & Gagnayre (2010) ; Traynard & Gagnayre (2013).

Précisément, inviter à considérer *l'engagement des patients et du public dans l'organisation des services de santé, l'élaboration des politiques publiques et la recherche* conduit à réfléchir à la question de la participation sous l'angle démocratique. S'agit-il de s'inscrire dans une forme de démocratie représentative, alors même que nombre d'auteurs et d'acteurs de terrain dénoncent les limites de ce fonctionnement par délégation de pouvoir, précisément en raison de l'éloignement des représentants face à la diversité des réalités et des expériences concrètes des acteurs (Rosanvallon, 2006 ; Rancières, 2007 ; Blondiaux, 2008) ?

Ou bien s'agit-il au contraire de promouvoir des formes de démocratie participative, permettant d'ouvrir et d'offrir de nouvelles formes d'engagement ? Blondiaux écrit :

> Les premiers théoriciens de la démocratie participative, dans le contexte américain des années 1970 et 1980, comme C. Pateman, C.B. MacPherson ou B. Barber, s'inscrivent clairement dans la filiation philosophique qui est d'abord celle

de J-J. Rousseau et de J. S. Mill ; Ils fondent leur démarche sur une critique de la représentation et font *a contrario* de l'engagement de chacun dans les affaires de la cité une condition de la liberté et de l'épanouissement individuels. Ils pensent la participation, à l'instar d'Hannah Arendt, dans les termes proches de ceux prévalant dans la démocratie athénienne, et préconisent, dans le sillage du philosophe pragmatiste américain John Dewey, la formation d'un « public actif », capable de déployer une capacité d'« enquête » et de rechercher lui-même une solution adaptée à ses problèmes (*Ibid.,* 2008, pp.39-40).

La citoyenneté ainsi promue dans la démocratie participative se traduit par et dans un « nous », communauté vivante et sans cesse renouvelée par et à travers les partages, les discussions, les quêtes... Elle apparaît davantage envisageable localement et prend des formes diversifiées sur les territoires.

Or, si le processus de démocratisation est en jeu, alors, outre la dimension de reconnaissance de la légitimité qu'a le patient à s'exprimer, mentionner ses expériences et les savoirs qu'il en tire, comme à dialoguer avec les professionnels du soin, c'est également le double principe d'égalité juridique qui est impliquée : l'isonomie, tout d'abord, comprise comme égalité des droits des citoyens devant la loi ; l'iségorie, ensuite, qui renvoie à l'égalité du droit à la parole de chacun des citoyens. Être reconnu partenaire de l'interlocution signifie également que le « commun » s'élabore grâce et au fur et à mesure des échanges.

Inégalités épistémiques en santé

La notion de démocratie en santé nous invite donc à prendre en compte la question des inégalités épistémiques, définies comme une forme spécifique d'inégalités qui se révèlent « dans l'accès, la reconnaissance et la production des savoirs et des différentes formes d'ignorance » (Godrie & Dos Santos, 2017, p.7). Certaines personnes ou groupes sociaux, qui souffrent de préjugés en fonction de leur appartenance à une classe sociale, un genre, une « origine ethnique » etc., se voient nier leur capacité à produire des connaissances sur elles-mêmes, comme sur le monde qui les entoure. On leur refuse la faculté de témoigner, de raisonner, d'expérimenter, de rendre compte de leurs expériences sociales, personnellement et collectivement, les renvoyant au statut de « sujet non connaissant » (Fricker, 2007).

Dans l'univers médical, la parole, le vécu et les savoirs de certain.es patient.es ou proches aidants font parfois l'objet de délégitimation. Certains professionnels doutent de leur capacité à identifier les symptômes annonciateurs d'une détérioration de leur état corporel, à élaborer des hypothèses sur la maladie de leur enfant, à connaître intimement et exprimer les besoins d'un proche dépendant ou en situation de handicap quand ce dernier ne peut parler.... Dès lors, l'exercice de la médecine se constitue en une « matrice d'exclusion » (Godrie & Dos Santos, 2017) dans laquelle sont ignorés d'autres types de savoirs, qu'on les nomme expérientiels, profanes ou vernaculaires.

Qui plus est, les inégalités épistémiques ont des conséquences concrètes sur la vie des patients et/ou des proches aidants, dont la parole est « silenciée » (Dotson, 2011) : errances de diagnostic, retards de soin, prises en charge thérapeutique inadaptées, procédures opérées sans consentement ....

Une double conscience ?

Pris dans des rapports d'assujettissement ou d'exploitation, les groupes opprimés sont conduits à développer une « double conscience », concept forgé par le sociologue Du Bois ([1903]1994) pour décrire la façon dont les Noirs Etats-Uniens ont développé un type de conscience particulier dans leurs relations quotidiennes avec les Blancs, marquées par la ségrégation raciale. Cette « conscience de soi dédoublée » vient du fait qu'ils sont constamment obligés de se voir « à travers les yeux d'un autre », ici le regard négatif que les Blancs posent sur eux, et dont ils doivent anticiper les attentes. Ce concept sera repris par Medina (2013) sous le terme de « lucidité subversive » qu'il étend, en contexte post-colonial, aux groupes victimes d'injustices épistémiques et qui sont conduits, par leurs expériences sociales, à occuper différentes places, se situant à l'intersection de plusieurs univers. Cette « lucidité » particulière est entendue par l'auteur comme la capacité à prendre du recul par rapport aux manières de voir dominantes, à en identifier les limites et à les critiquer (Medina, 2013, p.44).

Ramenés au champ de la santé, patients et aidants se situent eux aussi à l'intersection de plusieurs mondes, - le monde médical, celui des établissements médico-sociaux, ou encore des organismes prestataires d'aide -, dans lesquels les relations entretenues avec les professionnels sont parfois empruntes d'autoritarisme et/ou de paternalisme .... Naviguant entre ces univers aux codes, langages, sémiologies ou pratiques multiples, et qui parfois entrent en tension, les expériences situées des patients/aidants les amènent à développer certains *savoirs biographiques existentiels* (Baeza, 2023) qui peuvent alors se constituer en savoirs de résistance.

Sujet épistémique et démocratie cognitive

Si elles peuvent constituer des atteintes à l'intégrité physique et psychologique des patients et des aidants, les inégalités épistémiques nuisent plus largement au processus démocratique, censé chez Young (2000) favoriser la production de savoirs permettant d'aboutir à des prises de « décisions justes ». Ainsi, lorsque ces personnes ne sont pas considérées comme « contributrices au savoir » (Fricker, 2007 ; Young, 2000), la confiscation de leurs voix porte préjudice à la société tout entière, leur exclusion constituant alors un facteur « d'appauvrissement des ressources épistémiques collectives » (Alcoff, 2007). En effet, la spécificité de ces expériences est qu'elles rendent accessibles des façons de penser le monde et d'y vivre auxquelles sont habituellement aveugles les groupes privilégiés (Medina, 2013, p.45). La reconnaissance de ces savoirs et de ces vécus permet dès lors « de redessiner nos cartes cognitives, de redécrire nos expériences, et de repenser nos modes de relation aux autres » et au monde (Medina, 2013, p.47). Filant cette métaphore de la carte, Alcoff (2007) nous propose ainsi d'élargir « la géographie du terrain épistémique ».

La « démocratie cognitive » (Medina, 2013) exige donc de prendre en compte « la diversité des points de vue exprimés », c'est-à-dire reconnaître dans l'espace politique, social et juridique, le droit à « la diversité des connaissances, valeurs, croyances ou encore modes de vie qu'ils véhiculent » (Visvanathan, 2009 in Godrie & Dos Santos, 2017, p.14). La démocratie se veut alors « pluraliste et conflictuelle », et ne peut s'opérer sans « frictions » (Medina, 2013). Ces points de « résistances » ne sont pas tant des oppositions frontales que des moyens de faire avancer le processus démocratique, en rendant chacun plus sensible aux points de vue, aux situations, aux expériences de celles et ceux qui ne peuvent se dire, habituellement exclu.es des débats et des prises de décision les concernant.

En outre, poser la question de la démocratie en santé ne saurait éviter d'engager l'ordre de l'intime, lequel ne se confond pas avec le privé, mais renvoie aux affects et aux expériences sensibles, sensorielles, perceptives qui ne sont pas sans faire écho au dimensions proprement relationnelles et sociales, comme le précise Foessel (2008). Au-delà, ce sont les dimensions du « care », qu'il importe d'envisager, précisément parce que dans ce cadre : « il n'y a pas contradiction entre sensitivité et connaissance, *care* et rationalité » comme le précise Laugier (2005, p. 41).

Ainsi, la dimension politique de démocratie en santé revisite non seulement la division sociale du travail politique mais réinterroge également l'ordre et la valeur des légitimités aux plans épistémiques et éthiques.

Ces questions sont d'autant plus vives que la recherche s'est réalisée en temps de crise avec la pandémie de la COVID

19, qui a donné lieu au nouveau dispositif d'état d'urgence sanitaire avec la loi du 23 mars 2020 largement étendu depuis, induisant une sidération du fonctionnement démocratique dans de nombreux pays et affaiblissant les dispositifs de démocratie en santé qui avaient été « lentement » et « laborieusement » mis en place en France et révélant les profondes inégalités de santé (Chambaud, 2021). Comme l'ont également souligné Stiegler & Alla (2022) « c'est justement ce processus de partage [épistémique] des connaissances entre soignants et patients que la crise du Covid a brutalement interrompu » (*Ibid.*, p.8), « puisqu'aucun groupe d'action communautaire n'a réussi à se faire entendre dans l'espace public, la démocratie sanitaire s'est trouvée sans voix, les pouvoirs publics en profitant, en dépit des discrètes protestations du « conseil scientifique », pour mettre sur la touche toutes les instances patiemment construites pour la faire vivre (à commencer par la Conférence nationale de santé, et les Conférences régionales de la santé et de l'autonomie » (*Ibid.*, p.21).

Un projet scientifique à la croisée des domaines du sensible et de l'intelligible

La dimension politique de démocratie en santé s'inscrit dans le sillage de la double préoccupation éthique et épistémologique, qui cherche : d'une part, à mettre en dialogue et en discussion les différents savoirs élaborés concernant la maladie chronique ; et, d'autre part, à appréhender en rapport avec la considération phénoménologique du « vivre avec » la maladie au quotidien, qui inclut autant les questions de traitement, de suivi et d'accompagnement, que celles de la relation aux proches et plus largement, des interactions avec les autres et le monde. Reconnaître, promouvoir et faire dialoguer les différentes formes d'expertises relève en effet davantage de la notion de démocratie en santé, que de la démocratie sanitaire (Demailly, 2014 ; Lefeuvre & Ollivier, 2018), car il s'agit de ne pas restreindre le champ démocratique au monde de la santé, mais bien plutôt de l'ouvrir aux domaines du social, du médico-social comme également à tout citoyen.

En accord avec Arborio (2017), nous considérons que l'expérience, toujours située, « tisse son jugement d'une connaissance aléatoire, à la fois instantanée et non advenue. Elle est en ce sens toujours inachevée » (2017, p.56). Il ne s'agit pas ici, à l'instar de Ferry-Danini (2019), de reproduire un clivage entre d'un côté, une médecine humaniste centrée sur le patient et de l'autre, une médecine scientifique à visée prédictive, mais bien davantage de créer un dialogue afin d'articuler les langages. Notre hypothèse heuristique centrale consiste à poser que c'est en reconnaissant les différentes formes de vérité : d'un côté, le savoir nosographique ; de l'autre, les apprentissages singuliers de chaque personne malade chronique et en donnant voix à celles et ceux qui éprouvent ces phénomènes au niveau de leur corps de chair « *Leib* » (Husserl, 1980), qu'une contribution à l'amélioration des dispositifs médico-sociaux et de prévention en santé, est possible. Les enjeux visés dépassent alors le seul appel à l'impératif moral visant à soulager la souffrance humaine et à restaurer la dignité (Marcum, 2008b), pour tenter d'articuler éthique et politique à travers la mise en place de temps de rencontre entre les personnes concernées ouvrant sur des préconisations quant aux dispositifs estimés favorables à une meilleure prise en compte des personnes. Loin de tout angélisme, nous n'oblitérons ni l'ambivalence, ni la part de négativité du soin, tant les projections sur ce qui est bon pour l'autre sont promptes à surgir (Jousset, 2018) voire à re-surgir. Nous nous situons donc dans une logique qui promeut la réciprocité des échanges de savoirs, corrélative d'une capacité d'autoformation et de souci de soi vivant pour tout sujet définie par Aujoulat & Sandrin (2019).

L'enjeu de notre projet a pour finalité l'émancipation par l'implication des personnes, aussi bien au niveau des soignants, que des patients et de leurs proches qui se traduit par un vivre « au mieux avec », qui ne relève ni des seules qualités pédagogiques des soignants, ni de la « culpabilisation » du malade (*Ibid,* p.56) en exacerbant sa seule responsabilité. Bien plutôt, il s'agit de faire place aux données du contexte de vie de la personne première concernée en considérant son environnement social, physique, économique et culturel ainsi que ses habitudes de vie et son réseau relationnel, comme le suggèrent les travaux de Fougeyrollas dans le modèle de processus de production du handicap développé en 2010. En accord avec Bonino (2008), la question politique de démocratie en santé dépasse la seule gestion de la maladie par le patient, quand bien même un programme d'Education Thérapeutique du Patient viserait à développer des compétences de littératie en santé (Van den Broucke, 2014). En effet, il s'agit de considérer la personne malade comme un véritable acteur-partenaire qui, de par ses savoirs expérientiels, contribue au maintien de son état de santé, voire à son amélioration, en devenant un membre à part entière de la communauté humaine de soin. La notion d'engagement des patients développée notamment par Gross (2018) fait écho à celle d'*empowerment*, selon Jouffray (2018), laquelle se comprend comme pouvoir d'agir sur sa vie incluant alors la notion politique d'émancipation au sens de Freire (2013). Cette émancipation se réalise grâce au partage et à la mise en discussion critique des apprentissages expérientiels des uns et des autres.

Ainsi, à l'instar d'Artières (2004), lorsque la personne malade est invitée à exprimer et mettre en dialogue avec d'autres ce qu'elle a appris de son expérience quotidienne de la maladie, elle ne fait pas que produire un savoir sur la maladie, mais devient par là-même un vecteur de changement dans la considération des microchaînes d'action propres à chacun.e, qu'il s'agisse des effets perçus des traitements, des problématiques existentielles qui émanent de la maladie chronique ou des questions d'alimentation, de sommeil ou de douleur/souffrance.

Les incertitudes en santé : quel(s) enjeu(x) en faveur de la démocratie en santé ?

Ce qui rend une parole vivante et la traduit en acte social est la surprise qu'elle contient, l'absence de frontière qu'elle véhicule, l'évènement qui l'habite.

Dans le domaine de la maladie, la compréhension de l'autre et de la réalité n'est pas exhaustive. En effet, une part d'indicible dans les connaissances nous ramène inexorablement à notre condition humaine, à la fois insaisissable et partagée, fragile et vulnérable. Les incertitudes en santé permettent de poser une incomplétude de nos connaissances scientifiques. Là s'ouvre la possibilité de nouvelles interrogations dans le domaine de la recherche action participative en santé, à travers la place donnée au récit de soi.

Dumais précise que la différence « fait communiquer » (Dumais, 2015, p.262). Or, la maladie comporte une part d'inattendu, qui interfère avec le savoir et l'expérience notamment dans le cadre de prises en charge singulières. Certaines situations pathologiques comportent *de facto* une certaine part d'incertitude, voire de « non-sens » ; à l'exemple du diagnostic d'une maladie rare encore peu connue, ou d'un pronostic imprononçable, voire face à la prise en compte d'imprévisibles symptômes liés au vécu singulier de chaque malade. Dès lors, l'incertitude porte en elle la genèse d'un dialogue afin de produire du sens en rapport avec une expérience singulière. En l'occurrence, le récit qu'un sujet fait de son expérience de la maladie à un instant « t » permet *via* la narration la mise en mots et la structuration d'un vécu qui servira de support à un échange.

L'incertain en santé évoque le non nécessaire c'est-à-dire la contingence. L'incertain peut relever du non-sens, qui comme le précise Deleuze (1969), opère une « donation de sens »

> Le non-sens est à la fois ce qui n'a pas de sens, mais qui, comme tel, s'oppose à l'absence de sens en opérant une donation de sens (*Ibid.*, p.34).

Pour autant, l'incertain ne se confond pas pour autant avec le hasard. Car le hasard n'est pas explicable alors que l'incertain « l'est, tout comme il est déterminé » (Jefka, 2010). Ainsi, traiter de l'incertitude en santé ramène à sa « mise en mots » à travers les échanges d'expériences vécues. Pour reprendre les propos de Deleuze (1969) :

> Le sens est effectivement produit par cette circulation de l'aléatoire, de l'instance paradoxale, du non-sens [...]. Bref, le sens est toujours un effet (*Ibid.,* p.87).

Plus largement, il semblerait que la part d'incertitude pourrait favoriser une approche discursive entre des savoirs académiques et des savoirs expérientiels. Aussi, loin de chercher à occulter l'incertain, il s'agit d'en déplier les enjeux, en contexte occidental actuel où la médecine basée sur le régime des preuves (*evidence based medicine*) et la prévention s'emploient surtout à la limiter, voire à l'éliminer. Or, le propre des sciences humaines, vise, comme le suggère Berthelot, « une problématisation raisonnée du monde vécu » (Berthelot, 1996, p.249), et non des vérités certifiées.

Sous le terme d'incertitude, différentes modalités du rapport au savoir, à l'expérience et à la connaissance se déclinent. L'incertain représente ce qui n'est pas - encore – connu et fait l'objet de divergences entre les acteurs.

Ainsi, la problématisation de l'incertitude au regard du savoir et des expériences permet d'articuler les dimensions académiques aux connaissances signifiantes ainsi qu'au possible « non-sens » de certaines pathologies. S'intéresser aux diverses modalités de l'accompagnement dans le soin conduit à considérer la sollicitation du récit, comme forme d'expression de soi à partir duquel un dialogue sera possible pour se comprendre.

Une « expérience du savoir »[2] à travers le récit de soi

En santé, l'expérience, du latin « experiri » c'est-à-dire « éprouver », s'inscrit dans la traversée d'un vécu tissé de douleur et de souffrance (Ricœur, 1992). L'expérience de la maladie renvoie à l'incertain, qu'il s'agisse de la pathologie elle-même : de quoi s'agit- il ? quel en est le pronostic ? comment soigner ? sans oublier le questionnement existentiel inévitable : « *pourquoi moi ?* ». L'incertain se loge aujourd'hui autant au niveau des symptomatologies uniques, des diagnostics rares, des réactions singulières aux traitements que des pronostics imprononçables. Cette incertitude possède un caractère épistémique autant qu'existentiel car les expériences qui en découlent relèvent alors de l'inédit et sont réfractaires à l'homogénéisation d'une nosologie conventionnelle. En tant que telles, elles opposent au « tri » catégorique (Lachenal, Lefève et Nguyen, 2014) la nécessaire narration d'une situation singulière de personne malade. L'incertain est donc appréhendé comme un vecteur supplémentaire de compréhension du point de vue émique, c'est-à-dire vécu et contextualisé par les acteurs et il s'inscrit, en tant que tel, dans la tradition de l'ethno-sémantique (Bonnet, 1999, p.16).

Le caractère inédit de ces expériences prête alors au récit une valeur d'autant plus signifiante qu'il représente le lieu même de l'exercice d'une médecine dite empirique et clinique (distincte du modèle dominant de « *l'evidence based medicine* »). Dans celle-ci, la trame non maîtrisée de « l'événement » conserve une place dans la connaissance en santé[3]. Penser la maladie et ses incertitudes à travers l'expérience de ceux qui la vivent ou qui la soignent au

---

[2] Nous remercions Y. Jaffré pour cette expression. Communication personnelle – Septembre 2016

[3] Texte d'appel à communication du colloque « Les savoirs d'expérience en santé – Fondements épistémologiques et enjeux identitaires » 24-25 Oct. 2016, Université de Lorraine, Metz ; texte rédigé par A. Halloy, E. Simon et S. Arborio.

quotidien rejoint alors les prémisses d'une médecine « au chevet du patient », fondée sur la proximité et le dialogue. Les termes de cette pratique, loin de se cantonner à la spécialisation médicale, viennent questionner les limites de ce qu'il convient d'appeler « savoirs » dans le domaine de la santé.

Plus spécifiquement, quelle place l'incertain occupe-t-il dans la mise en discours de ce savoir expérientiel ? Ne s'agit-il pas, dans certaines situations pathologiques à forte incertitude, de parler moins de « savoir d'expérience », que de « l'expérience d'un savoir » que nous pourrions qualifier de « savoir incertain » où rien ne semble acquis, encore moins reproductible ou transmissible ?

Ces savoirs « expérientiels » consistent à resituer les événements pathologiques à la première personne et au sein d'une trajectoire de la maladie, non pas épisodique mais diachronique. La notion renvoie ainsi aux parcours entrepris par les malades et leurs familles ; ils sont également le fruit de l'intégration de savoirs médicaux dans un vécu quotidien, faisant de chaque malade ou aidant un « expert » de l'affection. Mais elle nécessite également d'être appréhendée du point des soignants qui participent eux aussi à l'expérience de l'affection. En particulier dans le cas exemplaire des maladies rares où le savoir médical manque, ou encore, dans celui d'une confrontation à des situations extrêmes (douleur, handicap sévère, mort), le soignant lui-même est invité à faire appel à d'autres formes de rapports au monde et à la construction de savoirs qui n'écartent plus les subjectivités et l'affectivité.

Les formes de savoirs qui en découlent, tant du point de vue des acteurs de soin que de celui des patients, sont interrogées à l'aune de cette question de l'expérience. La dimension épistémologique transparaît lorsqu'il s'agit d'analyser les zones d'articulation entre les différents savoirs en santé à l'intérieur de l'espace médicalisé, en observant comment patients et soignants élaborent des savoirs non plus nécessairement définis à travers les oppositions communes savoirs naïfs/savoirs experts ; savoirs profanes/savoirs scientifiques ; savoirs génériques/savoirs spécialisés. Dans quelle limite ces différentes catégories de savoirs sont-elles reconnues ? Par qui le sont-elles et dans quelles circonstances ?

Plus précisément, à partir du savoir d'expérience, nous interrogerons notamment l'importance donnée par le système de santé actuel à une dimension incertaine, aléatoire et imprévisible de la prise en charge. En effet, « *La part manquante* », - titre d'un roman de Bobin (1994) -, d'un savoir scientifique dans le cas des maladies rares légitime-t-elle pour autant les connaissances issues de l'expérience des patients et des professionnels ? Le "point aveugle" de certaines situations pathologiques est-il entendu ? Intégré par les médecins – et par les patients et aidants - ? Le caractère aléatoire inhérent à la santé et à la maladie ne serait-il pas un espace qui suscite le décloisonnement des statuts de « soignés » versus « soignants » ? En définitive, les incertitudes en santé ne seraient-elles pas le lieu même de cette tentative de dialogue ? Comment les analyser et quelle place leur conférer dans l'efficience des prises en charge, en particulier dans le cadre de recherches-actions participatives ?

À travers le savoir expérientiel, la dimension identitaire est également convoquée puisque l'un des enjeux réside pour les patients ou leurs aidants dans la reconnaissance et la légitimation de leur expertise ; reconnaissance qui passe nécessairement par le développement d'une aptitude à percevoir, comprendre, traduire et donner à entendre à autrui son expérience de la maladie. En effet, la légitimité de leur expertise dépendra en grande partie de leur capacité à mettre en mots l'expérience d'une vie affectée, réorganisée par la maladie, que ce soit vis-à-vis des professionnels de la santé ou de ses proches. Comment le récit vient-il précisément les aider à (re)-configurer leurs savoirs ? N'est-il pas le lieu même d'une imprégnation du savoir *par* et *pour* l'expérience d'une prise en charge personnalisée ?

Cette problématique est au cœur des débats contemporains sur la pédagogie thérapeutique : le rôle des patients formateurs vis-à-vis des pairs, l'institutionnalisation des formes de transmission des savoirs expérientiels, l'élaboration d'un référentiel de compétences intégré (Flora, 2014), ainsi que dans les recherches actions participatives qui visent à re-donner un espace d'expression et de reconnaissance aux premiers acteurs concernés par la maladie.

Être reconnu comme « expert » n'est pas sans conséquence sur la trajectoire du patient, ainsi que sur les relations qu'il entretient avec ses proches et les professionnels de santé qu'il est amené à côtoyer. Dans son rapport à lui-même, comme dans son rapport aux autres, le sujet malade aborde la relation à la maladie comme une sorte « d'enjeu identitaire » subi ou, au contraire, comme un moteur de changement. En effet, la maladie participe *du* et *au* rapport social comme un lieu d'édification identitaire ; à la fois dans l'idée de prendre soin de soi comme dans celle de prendre soin des autres.

De nombreux témoignages partagés lors des *focus groups* de cette recherche viendront corroborer cette analyse, notamment au plan de la multiplicité des rôles et fonctions endossés passant ainsi à l'instar de Denise et d'Hélène F. de « maman » d'enfant avec déficience intellectuelle et langagière à responsable d'association, voire à cheffe de projet de recherche participative en faveur de méthodes et d'outils visant à améliorer leur possibilité de communication et de contribution aux activités de la vie quotidienne ; ou encore comme Marie, passant de personne malade chronique à responsable associative et représentante des usagers dans un établissement de soin et chercheure associée à différentes recherches en sciences participatives.

L'expérience de « l'autre » en santé

L'expérience de « l'autre » en santé serait moins à la recherche de « l'*autre* » individu que tournée vers celui qui nous ressemble et à qui nous devons pourtant l'altérité, dans le cours des soins. L'*autre*, cet inconnu qui nous distingue et nous ressemble, est moins la personne malade qu'un incertain lendemain que nous partageons ; paradoxe d'une condition humaine à l'œuvre. Ainsi, cette science de l'homme prête à la maladie et au handicap l'occasion de nous apprendre à être « *nous-mêmes* » avec les *autres*, qu'ils soient soignants, malades ou aidants. Au cours de cet apprentissage, l'anthropologue a notamment pour tâche de laisser s'exprimer une altérité qui, à travers la voix d'un autre ainsi qu'à travers un échange, un partage et/ou une reconnaissance mutuelle, permettra l'émergence d'un savoir renouvelé. Caractérisée comme telle, une situation pathologique rejoint le flux des dynamiques culturelles ; fenêtre d'accès aux *autres* en même temps qu'à *soi*. Dans son caractère multiple et surtout non statique, le point de vue identitaire avait déjà donné lieu à un séminaire dirigé par Lévi-Strauss entre 1974 et 1975 (Lévi-Strauss, 1977). Loin d'être nouvelle, la question de ce qui nous lie fondamentalement et nous différencie entre sociétés et individus n'a, à ce jour, pas fini d'être explorée. La maladie chronique, comme la maladie rare sont une occasion privilégiée pour revenir à ces problématiques identitaires dans la cadre des recherches-actions participatives.

L'incertitude permet d'aborder en filigrane « cette question du passage de l'individualité à l'universalité et vice versa » (Lévi-Strauss, 2010, p.16) et ce, notamment, par le biais du *récit de soi*. L'incertitude en santé reconnaît à l'expérience ses *zones grises* de savoir imprécises, différentes, d'un savoir strictement objectif, reproductible et *a priori* déterminé. Elle suppose néanmoins une dialectisation, c'est-à-dire une mise en forme et en sens de la situation pathologique, repérable notamment sur la base des récits des différents acteurs liés à la prise en charge dans le cadre des *focus groups*.

C'est à travers cette dialectisation que le soin trouve sa place ; une place paradoxale faite d'empathie et de distanciation à la fois, d'identification et de séparation. L'*autre* ne revient pas au même alors qu'il advient du *même*, sans quoi la radicalité qui nous sépare rendrait impossible le dialogue. Dans le rapport à l'autre se joue ce que Lévi-Strauss (1977) avait repéré comme : « la volonté systématique d'identification à l'autre doit aller de pair […] avec un refus obstiné d'identification à soi » (*Ibid.*, p.20).

Ainsi, l'incertitude dans le savoir conduit à réfléchir à cet inconnu *en soi et en l'autre* ravivé dans la survenue d'une situation pathologique avec sa prise en charge et sa mise en récit. En effet, dans cette perspective, la communication entre différents acteurs progresse sur les bases d'un échange, sans aucune confusion des positions.

> Il y a du *reste*[4], de l'écart différentiel, à la source du symbolique, et cet écart différentiel est le lieu même où la possibilité de la prise du sujet dans l'ordre symbolique s'affirme (Lévi-Strauss, 1977, p.22)

Au fondement : l'expérience vécue en « situation »

La connaissance expérientielle est une modalité de l'identité des acteurs du soin. Elle définit les aidants autant que la personne malade et les soignants, mais n'appartient en propre ni aux uns, ni aux autres. De la sorte, elle particularise une situation donnée dont les acteurs peuvent exprimer les spécificités sans pouvoir en revendiquer une expertise exclusive. En effet, elle est avant tout le fruit des interrelations issues du contexte de l'interaction au sujet la pathologie et de sa prise en charge. Ainsi, les divers acteurs en retirent un savoir d'ordre existentiel, quotidiennement remis à l'œuvre et parfois partagé, et non un savoir constitué *a priori*.

Intriqué à l'expérience, il s'agit d'un savoir en dehors des catégories académiques. En tant que tel, il est surtout empreint de vécu. En outre, il est basé sur des tactiques et des choix de vie en grande partie liés à l'appropriation de la maladie par chacun. Comme le dit d'ailleurs de Certeau (1990) à propos de la tactique :

---

[4] En italique dans le texte, p.22

> elle fait du coup par coup. Elle profite des occasions et en dépend [...]. Ce qu'elle gagne ne se garde pas. Ce non-lieu lui permet sans doute la mobilité, mais dans une docilité aux aléas du temps, pour saisir au vol les possibilités qu'offre un instant (*Ibid.*, p.61).

En ce sens, le savoir ainsi élaboré relève avant tout d'une complexité qu'il s'agit de préserver car elle représente le support essentiel à la diversité des échanges caractéristiques des recherches-actions participatives.

Cette complexité se révèle à travers ses transformations identitaires liées aux expériences de la maladie. En cela, la connaissance tirée de l'expérience se distingue du savoir scientifique car elle confère moins à ses usagers un pouvoir prédictif que l'opportunité de s'en saisir au gré de situations existentielles inédites, participant ainsi à une mobilisation du sujet engagé dans l'action.

Par ailleurs, si la maladie engendre des ruptures au plan social, elle est également source de nouvelles rencontres et/ou d'élaboration de liens sociaux spécifiques, comme va, notamment, le souligner Elisabeth. Illustré à travers la notion anglophone de *sickness,* le cheminement du malade et/ou son entourage implique une (re)configuration des rapports sociaux par le biais de la maladie. Or, dans cette perspective, l'espace dédié à l'expression des points de vue de chacun dans une recherche action participative assure le rôle d'une communauté de partage, là où la hiérarchie des rapports soignants peut parfois la freiner.

Ontologiquement, la connaissance expérientielle est encastrée dans la relation sociale ; ici, elle est établie sur la base de sociabilités inhérentes à la situation pathologique et relève alors de la nécessité d'une intercompréhension des actants. Cette connivence peut notamment se révéler à travers des rôles complémentaires recherchés autour du malade, soit entre les proches aidants, soit entre ces derniers et les intervenants professionnels. Leur compréhension mutuelle favorisera la souplesse de la prise en charge et s'adaptera ainsi aux possibilités évolutives des uns et des autres.

En ce sens, cette forme de connaissances communes est élaborée collectivement et instantanément, sur la base des besoins quotidiens et à partir des récits échangés *autour* et *avec* le malade, dimension fondamentale dont les effets débordent l'espace de soin en lui-même. En outre, elle s'appuie sur l'engagement subjectif des expériences de chacun ce qui produit une « reconfiguration des connaissances » à partir de l'identité des uns et des autres. Par exemple, elle vient repositionner le proche aidant, non plus dans une position mais dans une posture aussi essentielle que celle du malade au bon fonctionnement de la prise en charge.

Les associations de patients : incontournables partenaires de la recherche

Les associations de patients, qui se sont constituées autour de maladies particulières, d'abord à l'instar du modèle de l'Association des paralysés de France (Rabeharisoa & Callon, 1998 ; 2002), ont ensuite évolué différemment selon la dynamique propre aux caractéristiques de chacune des maladies concernées ainsi qu'en fonction des contextes historiques, socio-économiques, culturels et académiques. Ces associations ont ainsi créé non seulement des supports d'affiliation pour les patients et leurs proches, mais, ont également contribué à élaborer une identité collective ainsi qu'une mise sur la place publique et une interpellation des pouvoirs publics concernant les problématiques et les besoins spécifiquement rencontrées. Les rapports entre les associations de patients et la recherche sont apparus de façon à ne pas en rester seulement à une demande d'aide en faisant appel à une solidarité nationale, d'autant qu'à court, moyen et plus longs termes, l'enjeu consistait à améliorer les prises en charge, grâce à une meilleure compréhension du fonctionnement des maladies considérées, allant jusqu'à développer des programmes de lutte contre celles-ci, non sans lien avec le fait que ces dernières sont, le plus souvent chroniques, évolutives et nécessitent *de facto* des ajustements thérapeutiques continuels.

Rabeharisoa & Callon (2002) ont repéré trois profils d'associations de patients concernant leurs rapports à la recherche :

- Le premier profil se dessine autour de l'association de patients dite auxiliaire de la recherche. Ce profil conduit à déléguer aux scientifiques et aux spécialistes, quelles orientations de recherche sont à privilégier ainsi que la prise en main de la diffusion des savoirs et des pratiques promues ; ou bien, à devenir des « profanes experts » comme les appelle Epstein (1995) dans son étude sur l'activisme des militants d'*AIDS* ou d'A*ct'Up*, lorsque ceux-ci avaient pris position en faveur de certains protocoles d'essais thérapeutiques face à l'urgence du soin, au manque de connaissances et aux hésitations de certains experts professionnels (Barbot, 1998).

- Le deuxième profil appelé « association partenaire » correspond à une vision claire de ce que chacun des acteurs apporte à la compréhension de la maladie et de son (ses) traitement(s). L'expérience individuelle des personnes malades est considérée comme légitime dans la mesure où elle constitue une des formes d'expertise propres à favoriser une compréhension plus fine de la maladie et un traitement plus adapté à chacun. Dès lors, il s'agit de formaliser cette expérience singulière en savoirs singuliers, d'une part, de façon à la rendre compréhensible par les professionnels du soin ; d'autre part, afin de mettre en discussion ces différents savoirs pour déterminer ensemble comment traiter la maladie. L'association occupe ici un rôle important dans la mesure où le recueil des expériences de chaque patient va pouvoir non seulement être sollicité mais également partagé, discuté. De ces échanges vont pouvoir naître des expertises légitimées par le collectif associatif.

Une telle conception postule une égale valeur entre les savoirs issus de l'expérience vécue et ceux académiques obtenus dans le cadre de recherches cliniques et expérimentales. Or, comme l'a souligné Simpson (1996), cette égalité ne se décrète pas. Précisément, pour que les patients acquièrent le statut d'« experts d'expérience », il « faudrait » que « … leurs connaissances de la maladie soient formalisées de façon à faire la preuve de l'intérêt qu'elles représentent » (cité par Rabeharisoa & Callon, 2002, p.70).

- Le troisième profil s'inscrit au contraire en opposition à la recherche comme pour revendiquer une identité spécifique en lien avec la maladie elle-même.

Concernant les deux premiers profils, il importe de considérer les difficultés rencontrées. Le premier conduit : soit, à déléguer l'initiative de la recherche aux chercheurs considérés comme les seuls experts ; soit, à risquer de se couper de la frange la plus éloignée des profanes experts. D'une façon comme d'une autre, la délégation comme la grande proximité de certains patients avec les experts finissent par limiter les échanges au risque de d'un aveuglement mutuel sur les réalités vécues de la maladie considérée et les attentes des personnes malades. Carricaburu (1993) avait montré dans son étude sur l'Association française des patients hémophiles que le rôle d'auxiliaire médical tenu par certains patients et le partage d'informations et de compétences avec les experts rendaient difficiles la pensée critique. Le deuxième profil invite, quant à lui, à considérer : d'une part, la question des modalités de formalisation des expériences ; et, d'autre part, celle concernant l'intérêt de cette formalisation. Comment solliciter la formalisation de l'expérience de façon à ce que celle-ci puisse être appréhendée comme intéressante c'est-à-dire comprise ?

Ces deux premiers profils d'associations de patients constituent, de façons différentes, des porte-paroles des expériences vécues et des revendications éthico-juridiques en faveur d'une meilleure prise en compte des droits des personnes concernées. Après la loi du 4 mars 2002 relative aux droits des malades et à la qualité du système de santé, puis celle du 21 juillet 2009 portant sur la réforme de l'hôpital relative aux patients, à la santé et aux territoires ont contribué à une plus grande participation des patients aux soins. Toutefois, la participation des patients complexifie le travail des soignants (Dodier, 2007) notamment au plan relationnel.

Savoirs différents et participations diverses en recherche

Ainsi, aux côtés d'un savoir nosologique de type biomédical fondé sur le régime de preuve de l'*Evidence Based Medicine* (EBM), et des études épidémiologiques et génomiques, il s'agit de faire place à une autre forme d'objectivation : celle qui émerge des confrontations des divers phénomènes subjectivement vécus. Comme le souligne Quinche (2008) :

> le paradigme de l'EBM ne permettant pas de penser le patient dans son individualité, dans son histoire de vie, qui est pourtant le lieu réel de son vécu [...] la mise en sens [...] se fait dans le partage d'un discours, dans une relation de communication, cela d'autant plus pour les situations en apparence absurdes : finitude, souffrance, où le discours explicatif et objectivant ne permet pas de rendre supportable une situation vécue (*Ibid.*, p.80).

Ce projet propose de créer un séminaire d'analyse des pratiques de recherches participatives réunissant des professionnels de la recherche, des professionnels soignants dans le champ de la santé, des professionnels accompagnants dans le champ social, des personnes vivant avec une maladie chronique, et de représentants d'associations de patients ayant tous participé à des recherches participatives. En écho à Fassin (2020), nous n'avons pas établi d'emblée une définition précise *a priori* de la notion de participation, pensant que les échanges organisés entre les différents acteurs de la recherche allaient précisément permettre d'en approfondir le sens.

Pour autant, nous étions informés de l'état des lieux des bonnes pratiques et des recommandations établis par Houlier et Merhilou-Goudard (2016) concernant les Sciences participatives en France dans des domaines aussi divers que l'environnement, l'astrophysique, la santé publique, le travail social et l'agriculture... Haklay (2015) a répertorié quatre niveaux de participation :

- Le niveau 1, appelé *Crowdsourcing* correspond au fait que les citoyens contribuent au captage des données ;
- Le niveau 2, dénommé, *Intelligence distribuée* équivaut à la contribution des citoyens à l'interprétation des données ;
- Le niveau 3, *Science participative*, renvoie à la contribution des citoyens à la définition du problème et à la collecte des données ;
- Le niveau 4, dit *Collaboration complète*, signifie que les citoyens participent aux différentes phases de la recherche, depuis la définition du problème, jusqu'à l'analyse en passant par la collecte des données.

Toutefois, si les sciences participatives se caractérisent comme dispositif de recherche incluant les acteurs de la société civile qui participent au processus de production scientifique, il reste cependant à préciser : d'une part, comment favoriser l'inclusion des acteurs de la société civile ; d'autre part, comment susciter leur engagement aux différentes étapes du processus de production scientifique et sous quelle(s) forme(s) ?

En effet, comme le souligne Robert (2021), délégué général de la Fondation l'Abbé Pierre, dans la préface d'un ouvrage sur les recherches participatives en interventions sociales :

> rendre place, ce n'est pas soutenir une parole unique ou assigner les personnes à des instances. Ce n'est pas seulement écouter, ce n'est pas seulement faire place. C'est avant tout construire collectivement avec les personnes en situation de

précarité. C'est rendre possible le fait d'habiter un territoire de s'exprimer et de prendre part aux évolutions et décisions qui nous concernent, dans le respect des cultures, des envies et des possibilités de chacun. » (*Ibid,* p.14).

Par ailleurs, Loignon *et alii* (2018) dans un article visant à préciser, à travers une analyse critique, les enjeux éthiques et épistémologiques à la participation des personnes marginalisées en santé publique, précisent les contours de deux récentes recherches participatives.

> Les processus participatifs de recherche, des phases initiales de la recherche à la diffusion des résultats auprès des décideurs, offrent pourtant différentes possibilités d'impliquer les usagers et membres de la communauté vivant en situation de pauvreté dans l'élaboration des interventions en santé publique. Mais nous disposons de peu de données publiées sur ces processus, car certains chercheurs hésitent à publier sur les défis méthodologiques et éthiques rencontrés. Certains avancent que les conditions de production de savoirs scientifiques (biais de publication scientifique, barrières de financement, pression de performance scientifique, etc.) seraient en jeu, car la crédibilité des chercheurs pourrait être entachée (Loignon *et al.*, 2018., §15).

Ces auteurs, qui se réfèrent à de nombreux travaux, signifient l'utilisation abusive du terme *recherche participative* largement utilisé sans apporter de précision ni sur le degré de participation, ni sur les valeurs ou finalités visées. Ceci rend d'autant plus difficile l'appréciation des démarches, supports ou méthodologies qui promeuvent effectivement une participation. Citant Tierney *et alii* (2016), Loignon *et alii* (2018) mentionnent le fait que « des revues récentes ont constaté que les recherches dites participatives sont en fait davantage de nature consultative que réellement participative » (Loignon *et alii*, 2018, §17).

La problématique de notre recherche se pose ainsi : Prendre en compte les expériences vécues de la pathologie : de la déclinaison des méthodologies de recherches participatives à l'identification des leviers et des freins à la participation des acteurs ?

Dimensions opératoires de la recherche

Le projet visait à constituer une équipe pluri-catégorielle et pluri-disciplinaire composée de chercheur.e.s en sciences humaines et des sociétés (sciences de l'éducation, psychologie, sociologie, anthropologie, philosophie) ; de praticien.ne.s hospitaliers ou de soignant.e.s, d'étudiant.e.s de 3e cycle en sciences médicales (médecine) ; de personnes vivant avec une malade chronique et de proches aidants ainsi que des membres d'associations de patients ayant tous participé à des recherches participatives et par conséquent, dotés d'une expérience de ces projets.

Il s'agissait ensuite de faire dialoguer et discuter l'ensemble des membres de cette équipe afin :

- d'une part, de dresser un bilan des expériences vécues de recherches participatives quant aux modalités de mises en œuvre et aux résultats obtenus afin d'identifier des leviers et des freins pour chacune des recherches participatives considérées ;
- d'autre part, de proposer des pistes d'actions et des dispositifs propres à améliorer la prise en compte des acquis d'expérience des personnes vivant avec une maladie chronique.

Enfin, les travaux réalisés dans le cadre de cette recherche se donnent pour objectif à plus long terme de contribuer à constituer ultérieurement un observatoire des pratiques de projets participatifs concernant le « vivre en santé avec une maladie chronique » (Ellefsen & Cara, 2015).

Méthodologie d'enquête : choix des outils, éthique de la recherche, modalités de fonctionnement et recrutement

Deux outils d'enquêtes étaient prévus afin d'apporter des éléments de réponse à notre problématique

1) **Réaliser des *focus groups*** (Kitzinger *et al.*, 2004) afin de recueillir, croiser et discuter des expériences des différents acteurs impliqués dans des recherches participatives, composés d'un représentant parmi les soignants dont thérapeutes, patients dont patients experts, proches aidants, membres d'associations de patients malades chroniques et chercheurs. Le but de ces *focus groups* consistait à identifier des leviers et des freins et co-construire ensemble des préconisations pour de futures recherches participatives. Les sessions ont été enregistrées et retranscrites après avoir obtenu l'accord des participant.es.

2) **Solliciter l'écriture des participant.es** à deux niveaux : 1) à l'issue de chacun des *focus groups* auxquels ils ont contribué pour faire traces et mémoire des premiers éléments réflexifs qu'ils en tirent ; 2) au moment de décrire, puis raconter une situation vécue issue du projet auquel ils ont participé, considérée comme significative en termes de participation ou non, en amont du troisième *focus group*. Ces deux types d'écrits étaient conçus pour constituer le second corpus d'informations propres à nourrir l'analyse des pratiques de recherche en vue des préconisations à formuler.

Les dimensions éthiques de la recherche ont été précisées comme suit :

Certains membres ont tenu un journal mais n'ont pas toujours souhaité qu'il soit diffusé à l'ensemble du groupe, y compris en le rendant anonyme. Par ailleurs, nous avons procédé de façon à toujours recueillir le souhait des participants concernant leur participation et la question des publications (cf. les documents fournis en annexes 2).

- Les retranscriptions de l'ensemble des quatre *focus groups* avec repère des lignes de cinq en cinq ont été envoyées aux membres ayant retourné leur souscription concernant la charte d'engagement discutée en deux temps : le premier, en amont de la recherche lors de la réunion préalable du 3 septembre 2021, puis, à la fin du deuxième *focus group*. Un document rédigé fut envoyé demandant aux membres de s'engager à :

- Ne pas diffuser les données brutes du *corpus* de recherche issues des *focus group* et/ou des journaux de recherche reçus sans leur accord ;

- Informer, par courriel, l'ensemble des participants des communications et/ou publications ;

- Mentionner ladite recherche avec l'ensemble des participants dans leur écrit et/ou communication ;

- Respecter toute demande d'anonymat ;

- Respecter tout refus de diffusion du journal de recherche sans demande d'explication ;

- En cas d'exploitation des données du *corpus* de recherche issues des *focus groups* retranscrits et des journaux de recherche autorisés par leur auteur-trice à être diffusés aux membres du groupe, dans le but de communiquer et/ou de publier des résultats d'analyse, à informer, par courriel, la ou les personnes ayant rédigé les extraits de journaux mentionnés dans sa communication ou son écrit ;

- Solliciter la ou les personnes dont les extraits de journaux sont mobilisés pour savoir si elle.s souhaite-nt devenir co-autrices de la communication ou de la publication concernée.

Ces règles d'usage des données recueillies ont été préalablement établies ensemble lors de la réunion préliminaire de septembre 2021, puis rappelées dans les textes rédigés pour recueillir les consentements au moment de la diffusion des retranscriptions des *focus groups* et des journaux de recherche.

Les quatre *focus groups* représentent 12h de retranscription soit 200 pages de texte diffusées auprès des acteurs ayant retourné leur consentement.

Les formulaires de consentement ont permis de :

- Demander si les acteurs souhaitaient que leur prénom et leurs propos, notamment concernant les lieux et les noms de personnes, soient rendus anonymes (1 demande exprimée et respectée) ;
- Recueillir le consentement éclairé pour accepter que soient diffusés les propos retranscrits auprès des membres de la recherche ayant retourné leur consentement ;
- Recueillir les consentements pour que soient diffusés ou non les journaux de recherche selon les modalités décidées en commun.

Au final, les retranscriptions ont été adressées à 3 patient.es partenaires, 2 représentants associatifs de patients, 2 professionnel.les, 6 chercheur.es, 4 observateurs.

Composition des focus groups

Il s'agissait de constituer un *groupe mixte* (Goffman, 1972) en termes pluri-catégoriel, et pluridisciplinaire au niveau des chercheur.es, en présupposant que la constitution d'un tel groupe « hétérogène » en termes d'expériences dans le champ de la santé, du soin et de la recherche, allait ouvrir et enrichir les discussions, précisément parce que la connaissance de soi passe par les autres. En cela nous nous sommes inspirés d'auteurs tels que Vygotski (1925/1994) et les lectures qu'en font notamment, Bronckart et Clot (2002).

> Nous nous connaissons nous-mêmes parce que nous connaissons les autres, et par le même procédé que celui par lequel nous connaissons les autres, parce que nous sommes à l'égard de nous-mêmes dans le même rapport que les autres par rapport à nous. [...] la conscience est en quelque sorte un contact social avec soi-même [...] (Vygotski, 1925/1994, p.48).

Dit autrement, les dimensions intersubjectives sont premières et « le fonctionnement humain est d'abord collectif » Bronckart (2002, p.41).

Pour le recrutement des membres, chaque chercheur.e pressenti.e ayant donné son accord pour participer a sollicité un ou des patient(es)/ patient(s) expert(s), proche(s) aidant(s), membres d'association(s) de patients, représentant(s) des patients et soignants/thérapeutes avec le(s)quel(s) il.elle a déjà travaillé afin de les solliciter pour participer aux *focus groups* mixtes visant à favoriser le croisement des expériences, des points de vue et des analyses.

Des contacts avaient été pris dès le début du lancement du projet, avant même de savoir si celui-ci allait être sélectionné. Quasi tous les chercheurs sollicités ont donné leur accord pour cette recherche ; certain.es ont même proposé d'autres personnes n'ayant pas encore participé à de telles recherches mais désireuses d'en être. C'est ainsi qu'un nouveau rôle a émergé, non prévu initialement, celui *d'observateur des focus* à qui il a été demandé en fin de *focus* de donner leurs points de vue et de faire leurs commentaires concernant la participation mais également concernant les contenus mêmes des échanges.

Bilan de l'enquête réalisée

Voici la programmation des 4 *focus groups* ainsi que les objectifs définis en vue de favoriser l'avancement de la réflexion collective afin d'apporter quelques éléments de réponse à la problématique posée.

Tableau 1 : Récapitulatif du calendrier, de la durée et du nombre de présents pour chaque focus group réalisé en visioconférences

Focus groups ; date	Durée en mn	Nombre total de participants
Focus 1 ; 8 octobre 2021	193 mn	25
Focus 2 ; 22 octobre 2021	199 mn	22
Focus 3 ; 17 décembre 2021	186 mn	19
Focus 4 ; 11 février 2022	172 mn	22

Tableau 2 : Programme réalisé pour chacun des 4 focus groups

Numéro du *Focus group*	Objectif(s) horizon(s)
Focus group 1	-Recueillir les expériences de recherche participative faites par les personnes avec maladie chronique/ handicap, les proches aidants ?) et les croiser avec celles vécues par les soignants et les chercheurs ; -Solliciter la réflexion collective

Focus group 2	-Croiser les acquis d'expérience des recherches participatives visant à recueillir le point de vue des personnes avec maladie chronique/ handicap en vue de repérer des leviers et des freins à leur participation ; -Dresser un premier bilan des recherches participatives dans lesquelles les acteurs mobilisés se sont engagés
Focus group 3	-Décrire et analyser trois situations concrètes rencontrées jugées significatives de la notion de participation des acteurs ou non ; - Identifier les leviers et les freins en lien avec les situations présentées et analysées
Focus group 4	-Co-construire un bilan des caractéristiques et des préconisations concernant les recherches participatives en santé.

Participants au projet

Les participants ont été nombreux et réguliers pour les 4 *focus groups* prévus. La phase d'analyse qui leur était ouverte a réuni quelques patientes (N=2) quelques représentantes de patients (N=2) et professionnels du soin : Infirmièr.e diplômé.e d'Etat (IDE) (N=2) et formatrice (N=1).

La participation à cette recherche est très fortement féminine ; 5 hommes pour 18 femmes, comme si, le « prendre soin », qui constitue l'une des dimensions du *care* relevait ici encore, du genre féminin alors même que le souci démocratique de cette recherche visait à faire entendre et discuter ensemble des personnes occupant des places « différentes », par-delà les questions de genre.

En écho à Tronto (2009), pour laquelle *le care* ne saurait se réduire à un genre, force est de constater que, *de facto,* il est culturellement et historiquement davantage pratiqué par les femmes. Notre recherche met ainsi en scène des « *pourvoyeuses de care* ».

Tableau 3 : Participation des acteurs par catégories entre phase de recueil

Participants	**Participation aux 4 *focus groups* prévus**
5 patients partenaires	4 présentes [4 femmes]
2 représentantes d'Association de patients	2 présentes [2 mères]
5 professionnels [3 IDE, 2 formateurs accompagnement]	4 présents [2 IDE {homme, femme}, 2 formateurs {homme, femme}]
6 Enseignants Chercheurs dont 1 Brésilien qui n'a pu participer *aux focus groups.*	4 présents [dont 3 femmes]

5 observateurs dont 1 doctorante, 2 docteurs et 2 MCF	5 présents [1 doctorante, 2 docteures, 2 MCF {1 homme, 1 femme}]
2 chercheurs /animation	2 présents [2 femmes]

Diversité des acteurs en présence et des rôles

Ce sont en moyenne 21 personnes qui ont participé à chacun des 4 *focus groups,* réparties de la façon suivante :

- 6 patient.e.s et proches, membres d'une association de patients ; 4 professionnel.le.s dont 2 IDE et 2 formateurs accompagnement ; 4 chercheur.e.s ; 5 observateurs dont 1 doctorante, 2 docteurs et 2 EC.

À cette pluralité d'acteurs, s'est ajoutée une diversité de rôles organisés en amont des *focus groups* suite au nombre grandissant de personnes intéressées par le projet.

Rôle des observateurs : il s'agit là d'un ajout non prévu dans le projet initial. Les contacts pris pour « recruter » les personnes susceptibles d'être intéressées pour participer à cette recherche provenaient des réseaux de relations que chaque chercheur possédait du fait de ses contributions à d'autres recherches participatives. En réalité, les premiers contacts ont eu un effet « boule de neige » ; ce qui a donné lieu à l'idée de proposer à d'autres personnes plus ou moins proches des recherches participatives en santé mais fondamentalement intéressées pour y participer notamment en observant. Dès lors, c'est le rôle même d'*observateur* qui fut pensé afin de faire place à ces personnes. Voici les précisions fournies sur les objectifs et les attendus de ce rôle :

- pour favoriser la prise de recul sur les échanges, le rôle d'observateur a été conçu afin de pouvoir revenir sur / le respect de la parole des acteurs ; / la participation ou non de chaque « catégorie » d'acteurs ; / la circulation ou non de la parole entre les acteurs et les « catégories » d'acteurs ; / le contenu des échanges au regard de la question de la participation... À l'exception d'une chercheure, ce rôle a été attribué à des chercheurs dont une doctorante, qui n'avaient pas contribué à une recherche participative dans le champ de la maladie chronique.

Rôle de l'accompagnateur :

Afin de favoriser la participation des acteurs, un accompagnement était proposé par l'un des membres du groupe, docteur et infirmier engagé dans nombre de recherches-formations sous forme d'échanges téléphoniques ou en visioconférences, afin d'entendre les préoccupations des acteurs concernés en amont ou en aval des *focus*. Une patiente a sollicité cet accompagnement avant les deux premiers *focus groups*. *De facto*, la personne concernée a signifié lors de ses prises de parole ses échanges préalables avec l'accompagnateur. Les médiations réalisées lors des échanges entre les deux personnes se révèlent ici au niveau des mises en mots de l'expérience vécue par la patiente mais également dans l'autorisation à parler en groupe que cette dernière se donne pour prendre ensuite la parole en grand groupe. Les propos qu'elle emploie alors, signifient bien qu'elle parle de sa propre expérience au sujet de laquelle elle a échangé avec l'accompagnateur.

Rôle du binôme animateur et témoin :

Le choix a été fait de garder toujours :

- la même chercheure pour animer de façon à sécuriser le groupe d'autant que son fonctionnement et ses interventions étaient anticipés en ce sens. Déroulements au cordeau qui se répète non pour museler la parole mais au contraire pour la rendre possible en veillant à ce que tou.tes puissent s'exprimer.

- la même chercheure témoin pour favoriser la prise de repère par les participants. Rôles : prise de notes, répondre et solliciter la participation autant que de besoin *via* le forum de discussion ; alerter l'animatrice si elle ne voit pas une main se lever et échanger avec les participants entre les *focus groups* de manière à faciliter la compréhension et faire du lien avec l'expérience propre de chacun et ce qui a été dit.

Les quatre *focus groups* prévus à distance ont tous eu lieu sur une durée de 3h chacun, parfois davantage, réalisés sans pause malgré la possibilité proposée d'en faire une.

Données recueillies

Outre les retranscriptions des 4 *focus groups* correspondant à un total de plus de 12h d'enregistrement, ce sont également 12 journaux de recherche, rédigés par les participants volontaires, qui ont été recueillis. L'objectif de ces journaux visait à garder traces de ce que les participants retenaient des échanges réalisés dans les *focus groups* et de leurs réflexions. La possibilité d'être accompagné dans l'écriture *via* des entretiens avec le web-régisseur, volontaire a permis l'accompagnement d'une patiente qui éprouvait à certains moments une fatigue intense. Un accompagnement à l'écriture du journal de recherche a également été réalisé par le chercheur témoin, sollicité par une patiente.

Dans le cadre de la préparation du 3ième *focus group*, 5 narrations-descriptions de situation de recherche vécue ont été recueillies. Elles ont été adressées aux observateurs afin que

ceux-ci discutent pour choisir les 3 qui allaient faire l'objet d'une présentation et d'une discussion.
Le critère de sélection a ciblé la notion de participation ou de difficulté de participation. Les questions éthiques ont été discutées avec le groupe : lors de la réunion de cadrage en amont de la recherche, puis à nouveau lors du dernier *focus*.

Afin de s'efforcer d'atteindre une cohérence entre les finalités démocratiques annoncées de la recherche et sa réalisation effective, il a été proposé aux participants présents lors des 4 *focus groups* et quel que soit le rôle joué, de poursuivre afin de « collaborer à l'analyse » en référence à Haklay (2015), d'autant que les membres ont contribué à définir le problème, à constituer la collecte des « données ».

Tableau 4 : répartition des participants aux phases de recueil et d'analyse

Participation aux 4 *focus groups* prévus	**Participation au groupe d'analyse des données**
4 patientes partenaires présentes [4 femmes]	2 patientes partenaires [2 femmes]
2 proches aidants, représentantes d'association de patients présentes [2 mères]	2 représentantes d'association de patients [2 mères]
4 présents [2 IDE {homme, femme}, 2 formateurs {homme, femme}]	4 professionnels [2 IDE, 2 formateurs]
4 enseignants chercheurs présents [dont 3 femmes]	2 enseignants chercheurs [2 femmes]

5 présents [1 doctorante, 2 docteures, 2 enseignants chercheurs {1 homme, 1 femme}]	2 docteures et 1 enseignant chercheur [homme]
2 enseignantes chercheures présentes [2 femmes] / animation	2 enseignants chercheurs [2 femmes] / animation

Pour favoriser au maximum la participation des acteurs au travail d'analyse, deux sous-groupes ont été créés pour des raisons de compatibilité de dates. Les deux sous-groupes ont tenu à dépasser la catégorisation binaire et clivée de frein/levier pour orienter leur réflexion autour des questions suivantes :

> **Sous-groupe a** : Comment rendre compte de la complexité qui ne cesse d'émerger au fur et à mesure des échanges comme traces de la participation ?
> **Sous-groupe b** : Qu'est-ce que je retiens de cette expérience du point de vue de la démocratie participative : de mon entrée dans la recherche au vécu démocratique ?

Dans le sous-groupe a, la discussion entre les 8 membres présents, composés d'1 patient partenaire, d'1 représentante d'association de patients, de 2 professionnelles de santé (IDE) et de 4 Enseignants Chercheurs (EC), a abouti à se mettre d'accord sur la formulation suivante :

> Comment rendre compte de la complexité qui ne cesse d'émerger au fur et à mesure des échanges comme traces de la participation ?

Tableau 5 : Extraits de verbatims lors des discussions en phase d'analyse sous-groupe a

Participants Sous gr.a		**Pistes de questionnement**
1 patient partenaire	*Extraits de verbatim* *Grand intérêt à lire les retranscriptions c'est très riche* *Résonnances entre les uns et les autres comme un effet de poupées russes...*	Relecture des transcriptions avec un repérage d'effets de remémoration des propos et des intonations qui reviennent comme en écho. Partager en commun ; construire du commun
1 représ-entante d'Association de patients	*Extraits de verbatim* *Les propos s'enchaînent d'une réunion sur l'autre*	Continuer oui mais pour faire quoi ? Quel rôle quand on n'est pas chercheur ?
2 profes-sionnels [2IDE]	*Extrait de verbatim* *Corpus très impressionnant* *Enormément de choses à dire* *Nous ne nous connaissions pas et il y a quelque chose qui nous unit*	Entre les émotions partagées lors des *focus* et leur rappel et distanciation à la lecture. Comment faire communauté ?

4 EC	*Extrait de verbatim* *Oui, très impressionnant et de les avoir à la suite donne une vue d'ensemble* *Revivre par la lecture les échanges* *Enchevêtrement des temporalités* *La relecture a permis une manière de se rapprocher*	La question de la complexité de la notion de participation qui émerge et se tisse lors des rencontres au fur et à mesure des échanges par-delà les idées réductrices de leviers et de freins.

Lors de la deuxième réunion de travail avec le sous-groupe a, les échanges ont permis de préciser davantage les modalités de travail : 1) chacun était invité à relire les retranscriptions des *focus groups*, afin 2) de procéder au repérage des extraits de *verbatims* qui lui paraît devoir être sélectionnés en tant que traces de participation et en tant que traces de la complexité de la participation des acteurs aux recherches participatives en santé. 3) reporter les choix opérés en faisant mention de qui parle ? dans quel focus group et à quel moment de son déroulement grâce à la numérotation ligne par ligne des retranscriptions ? soit d'un texte écrit au format *word*, soit en renseignant le tableau *excel* proposé qui reprenait les différentes rubriques, cf. annexe b.

L'enjeu de cet écrit était précisé : il s'agissait de lancer le travail d'analyse de contenu des entretiens réalisés en vue de faire avancer la compréhension des échanges et de finaliser le rapport de recherche non sans avoir d'emblée évoqué une journée d'étude en juin 2023 cherchant à présenter les résultats sous différentes formes, notamment des lectures théâtralisées d'extraits de *verbatims* choisis par les différents acteurs participants ainsi que la publication d'un ouvrage collectif.

Sur les huit membres du sous-groupe A, présents au début, cinq ont poursuivi :

- Denise, représentante d'association de patients, proche aidante et cheffe d'un projet de recherche collaboratif a envoyé un texte au format *word* présentant la sélection des passages qui lui semblaient importants, assortis de quelques commentaires ;
- Nadine, professionnelle du soin (IDE) a envoyé le tableau excel qu'elle avait pris soin de renseigner et de commenter ;
- Bruno, enseignant-chercheur en sciences de l'éducation, a procédé à une analyse du discours visant à repérer et rendre compte des modalités d'échange lors des *focus groups* ;
- Martine, enseignante-chercheure en sciences de l'éducation, a réalisé un travail d'analyse de contenu sous forme de catégories thématiques de contenus, de descriptions et d'interprétations sur la base des travaux de Bardin (2013). Cette analyse a permis dans un premier temps de dresser des portraits des acteurs en rapport avec leur(s) expérience(s) de recherche participative en santé.
- Sophie, enseignante-chercheure en anthropologie de la santé, a commencé un travail sur les nuages de mots dont elle donne un aperçu à travers les diagrammes ci-dessous (tableaux 6).

Si les nuages de points représentent une technique peu usuelle en SHS, ils ont cependant l'intérêt d'apporter une vue synthétique qui, bien que catégorielle, vient en complément des analyses discursives effectuées par ailleurs.

Suite aux 4 *focus groups*, 50 mots-clefs ont été choisis « en écho » de la mémoire immédiate afin de quantifier leurs occurrences sur la totalité des échanges, ainsi que par séance. Par la suite, cet ensemble a été réparti en 3 catégories représentatives du déroulement de la recherche participative :
Les aspects émotionnels.
Les processus en jeu,
La répartition des « statuts » dans le discours.

Tableau 6 : Répartition thématique sur les retranscriptions des 4 focus groups

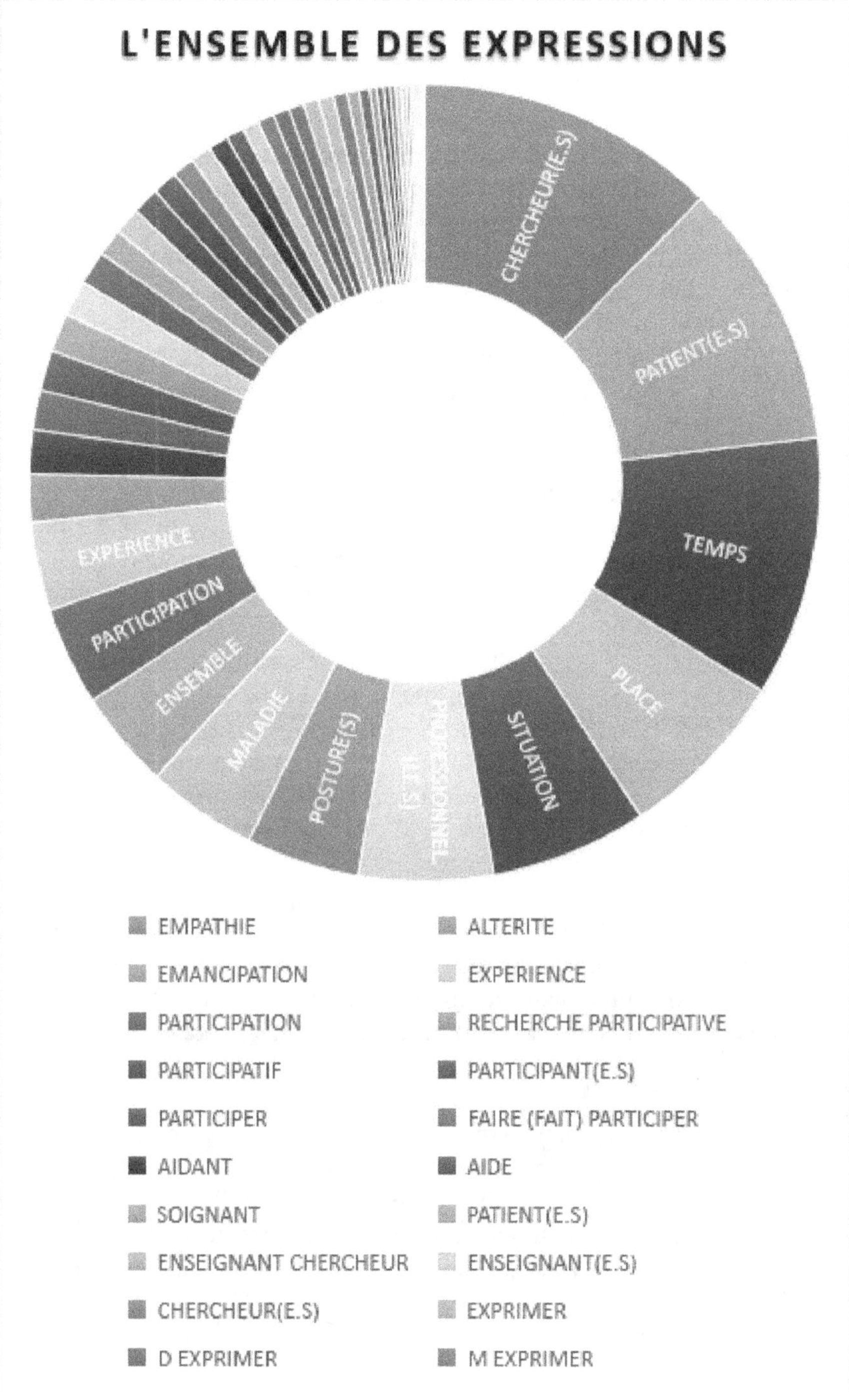
L'ENSEMBLE DES EXPRESSIONS
CHERCHEUR(E.S)
PATIENT(E.S)
TEMPS
PLACE
SITUATION
PROFESSIONNEL
POSTURE(S)
MALADIE
ENSEMBLE
PARTICIPATION
EXPERIENCE
EMPATHIE
ALTERITE
EMANCIPATION
EXPERIENCE
PARTICIPATION
RECHERCHE PARTICIPATIVE
PARTICIPATIF
PARTICIPANT(E.S)
PARTICIPER
FAIRE (FAIT) PARTICIPER
AIDANT
AIDE
SOIGNANT
PATIENT(E.S)
ENSEIGNANT CHERCHEUR
ENSEIGNANT(E.S)
CHERCHEUR(E.S)
EXPRIMER
D EXPRIMER
M EXPRIMER

Analyse globale des mots clefs

En premier lieu, il est notable de constater que la part d'expression des chercheur.e.s et des patient.e.s est équivalente dans l'ensemble des échanges caractéristiques de cette recherche action participative.
L'importance donnée au « temps » apparait ensuite centrale pour caractériser ce type d'investigation, en lien direct avec les « situations » et la question de la « place » conférée aux différents participants dans les recherches participatives en santé. Ces trois notions viennent pointer d'emblée le caractère non catégoriel de l'approche participative, lié à la diversité des postures, ainsi qu'à la place de l'expérience et de son caractère transformatif. En outre, La question de la temporalité de la maladie est également à prendre en considération du point de vue la capacité de participation des patients : l'annonce de la maladie, l'aggravation des signes cliniques, l'échec d'un traitement, la fatigue ou la dépression engendrée par la maladie, ou une rechute, sont autant de moments éprouvants, pouvant limiter le partage autant que l'appropriation des savoirs expérientiels.
Viennent ensuite les notions de « professionnel.le.s », de « posture », puis de « maladie » à égalité, précisant immédiatement l'importance d'un contexte d'échanges à caractère responsable et engagé.

Puis les termes de « participation », « d'expérience » et « ensemble » apportent aux trois notions précédentes une dimension supplémentaire, individuelle et collective, fondée sur le vécu des acteurs en matière de prise en charge avant toute référence aux statuts.

Enfin, viennent dans d'égales proportions les mots clef de « recherche participative », « thérapeutique », « légitimité » et « participer », ce qui au sens large du *care* souligne l'importance de la dimension identitaire dans le rapport entre les acteurs de la prise en charge. À ce propos, rappelons que Rabinow précisait :

le partage du savoir sur le vivant devient une médiation permettant aux groupes de malades de devenir actifs et d'instaurer par l'association, l'échange sur les expériences, les modifications des formes de vie, de nouvelles identités individuelles et collectives et de nouveaux espaces publics (*Ibid,* p.61).

Dans le sous-groupe b,

Une discussion s'est engagée avec 6 autre membres : 1 Professionnelle du soin IDE et 4 EC. Cet échange a permis de se mettre d'accord sur un questionnement en trois temps :

Comment suis-je entré dans la recherche (Regards et expertises croisées), avec quelle place ?

Comment ai-je vécu les *focus-groups* et y a-t-il eu des changements et/ou mouvements pour moi ?

Qu'est-ce que je retiens de cette expérience du point de vue de la démocratie participative ?

Tableau 7 : Participation au sous-groupe b d'analyse

1 patient partenaire	**Apprécie que son prénom ait été modifié comme demandé et le lieu rendu anonyme.** ***avoir ma place… on a tous ressenti des choses***	**Question de la place : enjeux de reconnaissance de l'expérience de chacun, importance de la place de chacun.**
1 professionnels [IDE]	*Corpus très impressionnant … nous étions tous engagés*	Qu'est-ce qui a favorisé cet engagement ?

4 EC	*C'est hyper dense* *Une richesse incroyable... l'idée d'un continuum* *Quelque chose dans l'écoute de la parole, une juste place qui n'est pas fixée* *Nos focus ont fonctionné comme une démocratie participative*	Faire retour sur soi selon une approche narrative sur le continuum des places. Comment je suis rentrée dans la recherche. Comment j'ai vécu ces focus groups ? Ce que j'en retiens ? Dépassement de la notion de freins et de leviers pour se concentrer sur le processus de participation/engagement dans la recherche

In fine, les échanges au sein de chacun des sous-groupes se sont peu à peu espacés en raison des impératifs et des engagements de chacun au quotidien.

Dans le sous-groupe b, deux chercheures : Cécile, docteure en anthropologie de la santé, ayant occupé le rôle d'observatrice lors des 4 *focus groups* et Carole, enseignante-chercheure en sciences de l'éducation ont rédigé un écrit commun sur la base d'un tableau comportant les rubriques suivantes : les invariants, les freins, les leviers, les questions et les suggestions ; écrit pour lequel se sont ensuite ajoutés Nadine et Jean-Charles comme relecteurs.

Restitution aux participants

Les écrits reçus émanant des membres des sous-groupes a et b ont été transmis aux membres de ces sous-groupes ayant contribué. Deux versions successives du rapport de recherche sur la base des premiers écrits reçus suite aux réunions d'analyse des *focus groups*, ont été envoyés aux acteurs

participant aux sous-groupes pour ajouts, critiques, propositions, approbation.
Le tableau ci-dessous présente le déroulement des contenus envoyés ainsi que les retours reçus.

Tableau 8 : Les écrits successivement envoyés, destinataires et retours

Format et type d'écrit	Date	Destina-taires	Modalités Retours	Remarques
Retrans-criptions des 4 *focus groups*	15 Mars 2022	3Patients, 2Proches aidants, 3Soignants, 8Chercheurs,	Sur la base de récep-tion de la charte d'engagement	
Diaporama 1 élaboré pour le bilan d'étape intermé-diaire dont la version initiale fut rédigée par la porteuse du projet pour ajout(s), critique(s), modifica-tion(s), proposi-	8 Juin 2022	2Patientes 2Proches aidantes, 3Soignants, 1 Forma-teur 8Chercheurs	Sur la base de récep-tion de la charte d'engagement	5 retours : 1 Proche aidante 1 Soi-gnant, 3 Cher-cheurs,

tions, approbation				
Diaporama 1 Finalisé suite aux retours	14 Juin 2022	Journée de restitution de l'avancement des projets Plateforme SHS Santé		
Envoi de la première version du Rapport de recherche par la porteuse du projet sur la base des premiers écrits reçus suite aux réunions concernant l'analyse des *focus groups*, pour ajouts, critiques, propositions, approba-	18 août 2022	2Patients 2Proche aidant 2Soignants 1 Formateur 6Chercheurs	Sur la base de réception de la charte d'engagement	

tion				
Envoi de la deuxième version du Rapport de recherche par la porteuse du projet sur la base des premiers écrits reçus suite aux réunions concernant l'analyse des *focus groups*, pour ajouts, critiques, modifications,	13 octobre 2022	Les mêmes destinataires que la version 1.		4 retours approbatifs dont avec deux ajouts de texte 1 Proche aidant 3 Chercheurs
Diaporama 2 version longue, dite de synthèse, réalisée par la porteuse du projet pour ajouts, critiques,	21 octobre 2022	1 Patiente 2 Proches aidantes 1Soignante 2 Formateurs 7 Chercheurs	Sur la base de réception de la charte d'engagement	5 retours approbatifs sans demande de changement 4.Chercheurs 1Proche aidante

modifications, propositions, approbation				
Diaporama 2 version courte, réalisée par la porteuse du projet. La version courte s'explique en raison du temps imparti pour la présentation en table ronde lors du colloque international afin de présenter en 10mn la recherche et ses principaux résultats	22 octobre 2022	2 Patients Proche aidant 2 Soignants 6 Chercheurs	Sur la base de réception de la charte d'engagement	2 retours 1 Proche aidant 1 Chercheur
Diaporama 2 version longue	25 novembre 2022	Envoi à toutes les personnes	Envoi étendu à l'ensemble	

		ayant participé aux *focus groups* indépendamment de la réception de leur charte d'engagement	des participants aux *focus groups* y compris ceux qui n'ont pas envoyé leur charte d'engagement et par conséquent qui n'ont pas reçu les retranscriptions des *focus groups*.	
Tapuscrit du présent ouvrage	Plusieurs envois : 2 Mars 2023 ; 29 Mars 2023 ; 7 juillet 2023 16 Juillet 2023	Envoi aux personnes ayant participé aux groupes d'analyse (a & b) 2 Patients, 2 Proches aidants, 2 Soignants, 6 Chercheurs,	Echanges de courriels en fonction des retours et usage pour certains de dépôt *via* Drive	11 retours : 2 Patientes 2 Proches aidants 2 Soignants 5 Chercheurs

Trois diaporamas ont été transmis aux participants et aux responsables institutionnels :

- Un premier diaporama (1) élaboré pour le bilan d'étape intermédiaire lors de la journée de restitution organisée par la plateforme SHS Santé Campus Condorcet, le 14 juin 2022, dont la version initiale fut rédigée par la porteuse du projet pour ajout(s), critique(s), modification(s), propositions, approbation à l'ensemble des membres ayant participé aux *focus groups* et ayant renvoyé leur charte d'engagement concernant les données recueillies.
  De facto, cinq participants ont répondu : l'une, pour compléter en ajoutant deux références, les autres, pour exprimer leur satisfaction d'avoir participé à cette recherche ;
- Un deuxième diaporama (2), version longue, dite de synthèse, réalisée par la porteuse du projet pour ajouts, critiques, modifications, propositions, approbation dans sa version longue et finalisée après échanges afin de présenter la recherche le 24 octobre 2022 au Colloque *Risques, crises et sciences humaines et sociales : vers des observatoires inclusifs santé-environnement-travail »* organisé par la plateforme SHS Santé au Campus Condorcet.
- Un troisième diaporama (3), version courte, réalisé par la porteuse du projet en raison du temps imparti - 10 mn - pour la présentation en table ronde lors du colloque international *Risques, crises et sciences humaines et sociales : vers des observatoires inclusifs santé-environnement-travail »* organisé par la plateforme SHS Santé au Campus Condorcet.

Synthèse des résultats

Plusieurs éléments saillants sont apparus, comme par exemple **la possibilité même de s'exprimer corrélativement liée à celle d'être entendu au sens d'être compris ou tout au moins d'avoir le sentiment qu'un effort réel d'attention et de**

compréhension soit en jeu dans les interactions langagières entre patients et soignants.

Dans la présente recherche, ces éléments sont apparus autant sur la base d'expériences « positives » de recherche participative exprimées sous forme d'expériences de reconnaissance, que sur fond d'expériences « négatives » de discrédit, vécues par des patients ou des proches aidants. En outre, les propos de soignants exprimant les découvertes et prises de conscience de ce que pouvaient vivre les patients mais également de ce qui les préoccupaient – en particulier lorsqu'il s'agissait de patients dont ils avaient la charge – permettent de justifier d'autant, s'il en était encore besoin, la nécessité de solliciter non seulement l'expression des patients sur leurs désidératas mais également sur leur cadre, mode et environnement de vie. Plusieurs acteurs notamment parmi les patients et les proches aidants ont précisé l'importance des pairs *via* des rencontres associatives pour mettre en commun leurs acquis d'expérience autant à propos de la maladie et du vivre au quotidien avec, qu'en rapport avec les façons d'être et de faire de tel ou tel soignant.

Ainsi, en écho à Brun (2017), la question se pose en effet de savoir comment favoriser l'expression des acquis d'expérience afin de pouvoir effectivement les transmettre dans un milieu étranger et avec un statut jusqu'alors inégalitaire par rapport au milieu de la recherche comme par rapport au milieu du soin. Le Saout (2022) souligne que l'engagement du patient dans le système de santé engage des enjeux d'émancipation qui portent autant sur le pouvoir sur soi, que sur celui d'agir collectivement via une reconnaissance des savoirs expérientiels versus savoirs experts du monde sanitaire. Malgré les recommandations de bonnes pratiques de la Haute Autorité de Santé (2020) en faveur de l'engagement des patients, Le Saout précise qu'au niveau de la Santé Publique, la notion d'engagement des patients reste encore trop souvent en retrait « accroché à son pré carré archaïque que constitue la prévention médicalisée ou verticale » (*Ibid*, p.124).

Un autre élément saillant de la recherche se situe au niveau de la multiplicité des rôles et des fonctions ; « des casquettes » comme disent les acteurs, aussi bien du côté des patients et des proches aidants, à l'instar de Denise et Hélène F., toutes deux « mamans » d'un enfant porteur du syndrome d'Angelman, membres actifs d'association, voire cheffe de projet de recherche participative en faveur de méthodes et d'outils visant à améliorer leurs possibilités de communication et de contribution aux activités de la vie quotidienne des personnes vivant avec ce syndrome, **que de plusieurs chercheurs. Cette multiplicité a fait voler en éclat, par-delà une diversité de savoirs, de savoir-faire, de gestes et d'attitudes, toute réduction à l'une ou l'autre des catégories mais aussi tout opposition entre sensible et rationnel, entre intime et extime, entre subjectivité et objectivité.**
Ceci conduit à l'idée qu'en recherche participative en santé (RPS), nécessité est faite de garder présente à l'esprit cette multiplicité possible des expériences vécues au niveau du corps de chair pour chacun des acteurs. Ces expériences sont amenées, à des degrés variables, à entrer en résonnances avec les récits de celles des autres. Précisément, la RPS aboutit à les reconnaître et à les considérer, quel que soit le statut socio-professionnel des personnes considérées. L'intersubjectivité joue à plein dans les échanges et contribue d'ailleurs à l'objectivation des propos singuliers exprimés par chacun.e.

Il importe d'appréhender combien la rencontre d'un patient avec un chercheur dans le cadre d'une RPS provoque autant une libération qu'un dessaisissement de l'expérience de la maladie vécue dans l'intime de son corps. C'est d'ailleurs ce qui contribue à l'extimiser, comme si l'expérience vécue au plus profond de son être intérieur était déposée dans un ailleurs à dimension collective. Cette expérience loin de seulement signifier une ambivalence, indique que cette médiation transforme le sujet ; il se libère du poids vécu au singulier pour être transmis à d'autres, ce qui n'enlève ni la maladie elle-même ni le vivre avec au quotidien, mais soulage de n'être pas seul face à elle.

La RPS amène à considérer le principe de l'égalité des intelligences Rancière (1987), qui pose que tout être humain est capable d'apprendre et de penser, ce qui récuse tout hiérarchie aux attributions catégorielles de type : « chercheur », « malade », « handicapé ». Il s'agit dès lors pour le chercheur comme pour le sujet qui participe de sortir de ces attributions non pour les nier, mais pour les dépasser, les transcender *de facto* et *in situ*, comme en appelle d'ailleurs Denise (*Focus Group* 2, L.2992), l'une des participantes.

Parmi d'autres résultats, soulignons également l'expérience d'effraction éprouvée en soi, qui se décline sous différentes formes : depuis le sentiment d'intrusion au moment de l'écoute du récit de l'autre, jusqu'aux cauchemars en passant par un « **bousculement** » en soi, qui nécessitent toutes un travail de distanciation.
Ainsi en est-il de Charlotte, Nadine, Sophie et Clara, dont les portraits seront détaillés dans le chapitre suivant.
Charlotte, patiente et représentante des usagers, formée à la recherche et à l'analyse de contenu, qui exprime tout d'abord son enthousiasme pour participer à la recherche, mais également la prise de conscience de sa gêne face au sentiment d'intrusion qu'elle éprouve ensuite (FG1 L.815) et qui l'a conduite à suspendre momentanément son travail d'analyse en vue d'un repositionnement de soi.
Nadine, soignante, évoque, quant à elle, à travers l'expression « *bousculement* », le nécessaire retour à soi *via* l'écriture pour comprendre cette expérience d'effraction à son monde propre dans le cadre des entretiens réalisés au domicile des patients pour son travail doctoral qui visait à comprendre ce que vivaient des patients malades chroniques au quotidien, et l'incapacité à analyser malgré la méthode dont elle disposait (FG1 L. 165). Elle précise ensuite l'importance de l'expression écrite pour mettre à distance, extérioriser et objectiver un ensemble d'affects, de valeurs et d'idées initiales, préconçues (FG1 L.234).
Sophie, chercheure anthropologue de la santé, évoque, dans le sillage de Nadine, les affects qui émergent lors des entretiens

réalisés auprès de parents d'enfants atteints d'épilepsie sévère et le nécessaire retour à soi pour mettre à distance ses jugements premiers *via* un geste que nous qualifions d'*épochè*, (FG1 L.286).
Clara, infirmière, évoque avoir été « surprise » et même « choquée » par ce qu'elle entendait alors qu'elle effectuait une recherche ; elle signifie le changement que cela a introduit dans sa pratique de soin en milieu hospitalier (FG1 L.882). :

La RPS implique la possibilité d'un tel événement « d'effraction » en soi, dont la béance peut au mieux déstabiliser le chercheur – mais également les autres personnes du groupe – au pire sidérer, angoisser, voire inhiber la recherche. Il s'agit de prendre en compte cet évènement disruptif pour transformer cette béance en ouverture nécessitant alors un retour à et sur soi, compris, moins comme repli sur soi, que comme processus complexe et réflexif de prise de conscience des changements induits par cet événement au niveau des savoirs, des croyances et des représentations préalables.

Au niveau du dispositif proposé pour cette recherche, les échanges entre acteurs pluri catégoriels ont permis de repérer plusieurs médiations ayant contribué à favoriser le sentiment d'avoir été écouté qui a été explicitement formulé par quasi tous les participants.
En effet, en s'efforçant de repérer les médiations ayant pu contribuer à l'engagement des différents acteurs dans les *focus groups* alors même que toutes les personnes ne se connaissaient pas au départ et que l'ensemble du dispositif n'a fonctionné que sur un format à distance, il est apparu légitime de considérer l'importance de :

- La préparation du contenu et du déroulement des *focus groups* tout au long de l'année
- L'accompagnement en amont et après les *focus groups*
- L'animation pendant les *focus groups* : systématisation de l'effort de de structuration et d'annonce du déroulement prévu, sollicitation de chacun des acteurs, de la reformulation synthèse (Rogers, 2001), après chaque in-

tervention en établissant si possible des liens avec ce qui a été dit précédemment, énonciation de quelques éléments de synthèse en fin de *focus* et annonce du *focus* suivant.

La diversité des acteurs a contribué à ce que chacun, de là où il vit avec ce qu'il traverse, puisse entendre d'autres points de vue, d'autres expériences. L'idée de constituer des groupes mixtes était initialement un pari. Sans doute, les rencontres entre les acteurs ont pu avoir lieu précisément parce que chacun d'eux avait eu préalablement une expérience de recherche participative. Il importe de repérer que les premiers témoignages donnés par une « catégorie » d'acteur ont donné suite à des reprises d'autres acteurs de la même catégorie, élargies ensuite à d'autres catégories d'acteurs.

La diversité des rôles et notamment celui des observateurs qui étaient invités à prendre la parole systématiquement en fin de *focus* sur les dimensions de participation : écouter et mettre en perspective à partir de cadres d'analyse de chaque observateur (écriture du sujet, socio-historique de l'éducation et de la formation, anthropologie sociale de la santé, récit biographique, éducation inclusive, littérature française).

La présence active de l'équipe organisatrice dont une chercheure témoin : tenir un journal de bord de recherche, observer, participer à la préparation des *focus*, veiller et si besoin faciliter l'expression de chacun à partir de son vécu d'expérience de chercheur et non plus seulement à partir de ce pourquoi chaque acteur a été convié au départ pour participer à la recherche.

Ces éléments de médiation occupent comme l'a formulé Jean-Claude, une **fonction phorique, qui va de la conception du projet du déroulement à son actualisation *in situ*** dans sa mise en œuvre.

Dès lors, la RPS s'envisage à partir d'un cadre rigoureusement préparé, tout en se montrant souple et mouvante, précisément parce que pour être attentivement à

l'écoute de ce qui se dit, il y a nécessité de s'ajuster *in situ* à ce qui advient durant la recherche elle-même. Les objectifs ne peuvent être que des objectifs horizons et non des prescriptions strictes.

Le chercheur en RPS est ainsi invité à se montrer attentif à ces croisements, ces résonnances inévitables à soi, sur soi et sur les autres. Ces phénomènes entremêlés exigent une double réflexivité actualisée *in situ* : 1) au niveau d'une écoute des propos tenus, sollicités à partir d'objectifs conçus comme des horizons ouverts à ce qui advient, en y faisant référence ; et ; 2) en prêtant attention à la portée et aux effets d'écho en soi, en l'autre et aux autres, que ces propos provoquent ou que pourraient provoquer.
La RPS vise une participation démocratique qui non seulement reconnait les savoirs d'expérience des patients mais qui implique un processus dynamique d'échanges dans lequel comme l'ont formulé Bruno, Martine et Sophie il ne s'agit pas de dire que ***« les places sont interchangeables ou que chacun occuperait la même place »*, mais il s'agit bien plutôt de *« parler de sa place, d'égal à égal avec l'autre ou plus précisément d'une place différente de celle de l'autre, mais reconnue à part entière ».***

La RPS ne saurait se réduire à la seule déclaration de principes et de valeurs démocratiques ; il est davantage question d'une mise en œuvre éthique, complexe et délicate, sous forme d'« effort humble *in situ* » autant vis-à-vis de la personne avec laquelle le chercheur travaille qu'avec la communauté des membres de la société civile. Cet effort humble qui se joue *in situ* entre les acteurs en présence rappelle l'éthique de la délicatesse (Janner-Raimondi, 2022). Et le chercheur en RPS pourrait faire siennes ces questions de Gilligan « Qui parle à qui ? Dans quel corps ? En racontant quelles histoires à propos des relations ? Dans quels cadres sociétaux et culturels ? » (2013, p.40).

Telles seraient quelques-unes des exigences en RPS, propres à mettre la démocratie au travail avec ses incontournables tensions, difficultés, ouvertures et promesses d'un partage capable de transformation(s) de soi vers de nouveaux lendemains.

Retours d'expériences des acteurs en recherche participative

Martine Janner-Raimondi

Le premier objectif des rencontres mixtes organisées visait à recueillir les expériences de recherche faites par les personnes avec maladie chronique et à les mettre en discussion en croisant les points de vue possibles entre patients, soignants et chercheurs.

Voici les expériences évoquées en *focus*, assorties des éléments saillants de la discussion dans le premier *focus group* (FG1) et des commentaires qu'ils appellent. Ce chapitre a été envoyé à l'ensemble des personnes dont il est fait mention pour relecture afin qu'elles donnent leur avis, commentent ou apportent des modifications. Sept retours ont été reçus ; six, ont exprimé leur satisfaction, une demande de modification formulée afin de supprimer un passage concernant son auteur, au motif que le point évoqué serait repris dans un autre chapitre, a été prise en compte.

L'expérience du carnet de route d'Hélène C. : un vécu de libération-dessaisissement

Le carnet de route est le dispositif de *« recherche participative… lors des traitements de mon [son] cancer, j'ai eu un cancer du sein de mauvais pronostic en 2015 »* (FG1

L.54), qu'a vécu Hélène C. avec Carole, chercheure membre de notre groupe de recherche. Hélène, médecin elle-même, témoigne de l'accompagnement dont elle a bénéficié alors que des « *grosses angoisses de mort* » (FG1 L.55) avaient surgi et qu'elle avait « *commencé à écrire un journal de bord* » (FG1 L.55) mais de manière décousue.

Elle évoque la proposition d'accompagnement que Carole lui a faite (FG1 L.1490) « *pour que ces bouts de papier qui volaient un peu – j'écrivais un peu dans tous les sens – prennent une forme plus structurée et puis rentrent dans le cadre de sa recherche* » (FG1 L.58). Hélène C. parle ensuite les « *rendez-vous formels... plus ou moins, oui, formels* » (FG1 L.59). Elle précise que cet accompagnement *via* les conversations entre Hélène C. et Carole « *m'ont [l'ont] aussi aidée à clarifier ce qui se passait dans ma [sa] tête* » (FG1 L.73).
La recherche participative s'inscrit ici dans le cadre d'une relation duelle ; l'écriture du carnet s'est arrêtée avec la fin du traitement au bout d'environ deux années. Ce carnet a été « *relu, modifié, corrigé* » et mis en forme pour le « *rendre plus lisible* » (FG1 L.61) par la chercheure, afin de donner lieu à la publication d'un ouvrage de 96 pages intitulé « chronique d'une maladie » (Collas-Cailleux, 2018). Pour Hélène C., « *ce qui a été génial, c'est qu'il a pris la forme d'un petit livre qui a été publié* » (FG1 L.62).

Hélène C. confirme sa « *joie d'avoir une trace, d'avoir un bel objet... c'est un joli livre qui a été publié* » (FG1 L.71). Ce livre a été donné au service de soin qui l'a suivi. Les enjeux de cet objet livre permet selon Hélène C. de « *clore le sujet quelque part* » (FG1 L.91), « *pour ne pas rester dans la maladie* » (FG1 L.92). Elle précise également sa surprise lors de la diffusion de l'ouvrage dans l'expérience qu'elle fait du « *livre qui m'échappe... on perd le contrôle de ses écrits* » (FG1 L.78).

Les échanges en FG 1 se sont alors organisés autour du fait de « *devenir* [un] *auteur* » dont les écrits sont lus par d'autres, notamment des personnes non connues, anonymes.

En fait, de passer d'un écrit qui est un écrit personnel, mais qui est ... d'après ce que je comprends, quand même le fruit d'une relation d'altérité avec Carole et de voir en produit fini, c'est-à-dire en livre, arriver à une publicité en fait de cet écrit, est-ce que tu t'es sentie auteure ? ... quelque chose d'un peu d'une étape au-dessus, tu vois... (FG1 L. 122).

Cette précision formulée par une chercheure, Christine, donne l'occasion à Hélène C. de préciser « *oui... je me suis sentie auteure. En fait... j'avais des choses à dire, j'avais des choses à partager* » (FG1 L.132). Pour cette raison, Hélène C. a apporté le livre au service de cancérologie qui la suivait et en a laissé un exemplaire pour les patientes. « *Il y avait un côté 'transmettre' qui était important* » (FG1 L.136) précisera-t-elle. La transmission de cette expérience intime concerne également ses enfants. Les échanges soulignent l'effet émancipateur que provoque la diffusion du carnet.

Le carnet provoque comme un éloignement de ce qui a été vécu. C'est un outil de compréhension de l'épreuve traversée à un moment donné puis grâce à sa diffusion, il est mis à distance et le cours de la vie peut reprendre. Matérialiser ce vécu a, de plus, un effet thérapeutique pour son auteure dans le sens d'une écriture qui aide à prendre soin de soi et des autres. Ce travail d'écriture est selon sa conceptrice un dispositif de formation existentielle qui permet aussi à partir du contenu même d'un carnet de réfléchir avec la narratrice aux savoirs existentiels biographiques qui se donnent à lire comme : ce que je sais de ma maladie, du comment je concilie ma vie quotidienne avec les traitements et de ce que je ressens et comment j'oriente ma vie (Baeza, 2023).

L'expérience d'Elisabeth : un appel à la vigilance

Elisabeth est elle-même en recherche. Dans le premier *focus group*, elle intervient après environ 1h35 d'échange dans le premier pour évoquer ce qu'elle a appris des autres patients lors des rencontres et des sorties organisées par les associations de patients.

Elisabeth ne nomme pas les différentes maladies ; elle cherche au contraire à voir ce qui les rapproche. Son précieux regard donne à entendre les points communs qui réunissent les patients par-delà la diversité des maladies chroniques et souligne les principales épreuves traversées comme pour rappeler à chacun des membres du *focus* ce qu'il importe de ne pas oublier : la douleur, la souffrance liée à l'invisibilité d'une maladie chronique, celle en rapport avec l'absence de signification à donner à la survenue de cette maladie aux conséquences radicales, ou bien encore les proches qui ne comprennent pas toujours ou qui n'en restent qu'à l'apparence physique ou à l'âge de la personne malade.

> Elisabeth : ***J'ai constaté… enfin sans le vouloir, j'ai fait un travail de recherche****, mais c'est vraiment… je n'ai pas fait d'écrit, c'est depuis le diagnostic de la maladie. Au début c'était au bout de six mois, j'avais déjà rencontré à peu près sept-huit personnes.* ***Du fait qu'après le diagnostic par le biais des associations on peut… bah on rencontre forcément des personnes ou quand il y a des manifestations associatives, ou que ce soit pendant le parcours de*** *soins où on peut voir d'autres patients avec la même maladie chronique ou autre, ou une autre maladie chronique.* ***Parce que finalement il y a plein de choses qui se rejoignent quand même. La douleur au quotidien****, voilà, ça c'est un truc qui est général. Et par rapport à ça*, ***j'avais constaté en général que les gens, les patients – alors*** *oui je voulais dire les patients – ne se sentaient pas assez considérés en maladie chronique. Et après, *je dirais* (1:38:42) ce qui est…* ***tout ce qui est du handicap aussi invisible****, que ce soit un trauma crânien léger ou tous les autres handicaps invisibles. Et après qu'est-ce qu'il y avait… il y avait les notes. Et ce que j'ai noté… feuilleter les infos.* ***Mais après il y avait… après il y a aussi beaucoup le sentiment d'injustice qui ressort aussi : « pourquoi moi je suis malade et quelqu'un d'autre ? »****, tout ça.* ***Il y a aussi ça ressort souvent le sentiment d'isolement****. D'où le fait de rejoindre des*

> *associations, associations ou des manifestations, voilà par rapport à une maladie ou une autre. Ou ça peut être une sortie ou n'importe vraiment.*
> *Après par rapport à ça il y avait quoi,* ***il y avait aussi le rapport avec la famille où tout le monde rejoignait et disait que souvent les proches avaient du mal à… les proches avaient du mal à accepter cela****. Certains étaient dans le déni, d'autres pas. Que des fois ils demandaient de faire des choses physiques par exemple à un de leur proche malade.* ***Et ils disaient : « bah non, je peux pas le faire parce que ça me fait mal. – Oui, mais t'es jeune****...* (FG1 L.768).
> *… Et aussi le fait d'****installer un climat de confiance*** *avec les patients de maladie chronique. Parce qu'au début ça peut être très compliqué* ***parce qu'au début ce sont des patients qui sont très fermés, étant donné que souvent ils ont subi des violences verbales de la part de certains médecins, ou d'autres, leurs proches ne les croient pas*** (FG1 L.1445).

Gofmann (1963), qui a souligné le processus de stigmatisation qu'entrainait le handicap au niveau des interactions sociales, a également précisé les enjeux de l'invisibilité d'un handicap, avec son lot de sur adaptations, de surcompensations avec la crainte que le handicap ne se découvre et ne finisse par discréditer la personne qui en est porteuse avec d'autant plus d'acuité que ce handicap n'était pas visible d'emblée. Elisabeth alerte ainsi l'ensemble du groupe en posant des points d'*attention-vigilance* selon la formule de Depraz (2014), pour les différencier d'une attention concentration qui ne ciblerait que sur un point préalablement établi, alors que l'attention-vigilance reste ouverte à ce qui advient. Elisabeth rappelle aux membres du groupe qu'il importe de garder à l'esprit non seulement les sentiments d'injustice en lien avec l'invisibilité de la maladie et de solitude éprouvés par les patient, mais également de garder vif le regard critique concernant le fonctionnement de l'institution, ses lenteurs administratives et l'attitude de certains médecins qui par « *manque d'empathie* » empêchent le patient d'avoir une place et une parole reconnues.

Elisabeth : *Et après,* ***c'est vrai qu'il y a aussi le souci des lenteurs administratives où c'est des fois très compliqué aussi. Je dirais même très compliqué, il faut avoir beaucoup de patience et de nerf parce que c'est des fois… il faut des fois rappeler, rappeler, rappeler. Et on n'est pas toujours bien accueilli.*** *Et après* ***il y a aussi un peu ce que j'avais constaté, c'est le manque d'empathie de… enfin je suis pas la seule je dis, non, mais c'est… en général c'est le manque d'empathie de certains médecins par rapport aux handicaps invisibles***. *Et ce qui est très douloureux parce que* ***souvent les patients de maladie chronique peuvent être considérés comme des hypocondriaques par certains médecins***. ***Donc c'est très difficile de trouver des fois sa place, aussi des fois de s'imposer. Parce que c'est pas toujours évident au début… je sais qu'au début du diagnostic j'arrivais pas à m'imposer, à émettre un point de vue ou expliquer vraiment. Et c'est après avec les années que ça s'est fait*** (FG1 L.965).

Précisément, occuper une place dans le système de soin, en tant que patient, malade chronique, faire entendre sa voix et donner à voir ce qu'il vit et quels sont ses besoins spécifiques, relève d'un travail. Elisabeth nous rappelle ce rapport de forces – elle emploie le verbe « s'imposer » - pour lequel elle n'était pas préparée. Les groupes de patients, les associations ont joué ce rôle, sa participation au programme d'éducation thérapeutique (ETP) organisé et mis en place par l'un des médecins de l'établissement qu'elle fréquente pour ses soins, également. Elisabeth parle au nom du droit sur fond d'égalité de tous devant la loi.

Elisabeth : on a aussi souvent, alors beaucoup l'impression *que quelqu'un qui est malade n'a pas le droit de s'apprêter de partir en vacances ou plein de choses comme ça. Et ça, ce sont des jugements qui sont très des fois difficiles parce qu'avec la maladie on n'a pas de vacances, là tous les jours.* ***C'est pas parce qu'on est malade qu'on n'a pas le droit de s'apprêter*** (FG1 L.988).

À la question posée ensuite par Cécile (observatrice) de savoir ce qui lui avait permis de s'imposer, Elisabeth évoque le soutien d'autres patients, des associations et des amis qui la confortent non seulement sur sa légitimité mais également sur ses droits et mentionne également les échanges entre patients concernant la réputation de certains soignants médecins vis-à-vis desquels il faudrait se préparer à « *s'imposer* ».

> Elisabeth : ***ce qui m'a aidé*** *c'est au début on est un peu comme dit... on n'ose pas. Et après* ***c'est justement par le biais de l'association où j'étais, où un ami m'a dit : « ne te laisse pas faire, tu dis où tu as mal et tu te... », en fait au début je subissais****. Même les remarques, qu'elles soient bonnes ou mauvaises je les subissais.* ***Et après j'ai commencé de plus en plus à me renforcer par le biais des autres patients qui m'ont soutenue, qui m'ont dit : « ah, ce médecin, te laisse pas faire, des fois elle peut être pas toujours très sympathique*** *». Alors j'essayais* vraiment (FG1 L.1020).

Elisabeth se montre également lucide sur la légitimité que lui procure la formation qu'elle a suivie en ETP. Pour autant, elle se montre critique sur le fait que formation en ETP ou pas, tous les patients devraient à égalité pouvoir être entendus ; le principe d'égalité de tous prévaut chez elle, bien plus que la reconnaissance par le milieu médical. Cette situation n'est pas sans rappeler la critique des liens de proximité établis entre soignants et patients (Rabeharisoa & Callon, 2002), au risque de méconnaître, voire de ne plus être en mesure de prendre en compte d'autres patients dont l'expertise ne serait pas d'emblée reconnue au motif qu'ils n'auraient pas été labélisés *via* leur participation à un programme d'ETP. Le rapport entre savoir et pouvoir est ici dénoncé au profit du respect du droit et de sa mise en application sans autre considération.

> Elisabeth : *maintenant je me dis : « je dis les choses, si ça lui plait pas ou si ça devient trop, je sais qu'il y a le service des usagers ».* ***Ce qui m'a aussi un peu soulagée de me dire qu'on a tous des droits et des devoirs, que ce soit le médecin ou le patient. Et c'est ce qui a fait aussi que ouais, je me suis dit : « on a tous nos droits et nos devoirs », et où je me dis : « s'il y***

a quelque chose qui me plait pas, je le dis ». Mais après tout en restant correcte, mais le dire.
Et après, il y a eu aussi la légitimité qui était un peu plus forte, j'ai remarqué. Alors je trouve ça dommage, vraiment, mais quand j'ai commencé à dire que je suis rentrée dans le programme du docteur *K*, là les médecins voyaient qu'il commençait à changer un peu de… de se dire : « ah, elle est dans le programme d'un médecin, ah elle veut aller passer en… ».
Vous voyez, il y avait un peu plus de légi-… ce que j'ai trouvé un peu… j'ai trouvé ça pas honteux, mais dommage qu'il faut en arriver là pour se faire un peu mieux entendre*. Mais après, pour moi l'essentiel c'était que d'être mieux entendu, peu importe par quel biais* (FG1 L. 1034).

Par la suite, elle précise combien elle apprécie de pouvoir échanger avec d'autres patients *« La mise en commun des expériences communes qui facilitent la confiance. Et après, cela rompt l'isolement face à la maladie et des personnes entre elles. Et après, il y a les connexions qui se créent sans le vouloir en discutant* » (FG2, L.1903).

S'exprimer, donner son point de vue aux professionnels de santé afin d'être entendue nécessite pourtant des conditions, et notamment la disponibilité :

Et après, il y a les patients ou personnes qui sont dans le déni de la maladie, et les personnes ou patients qui ne sont pas encore dans de bonnes conditions pour discuter ou ils n'osent pas trop en parler par peur ou honte. Et après, le dernier frein que j'ai trouvé aussi moins important, mais c'est moi-même quand je n'ai pas la disponibilité émotionnelle ou physique nécessaire. C'est-à-dire il y a des fois je peux entendre les patients, mais quand moi-même je suis par exemple pas en forme du tout, c'est très compliqué d'entendre la souffrance des autres. C'est… ouais, j'ai plus de mal à l'entendre (FG2, L.1910).

L'expérience de Denise : un esprit d'enquête et un engagement pour *se rejoindre complètement démocratiquement*

Denise, très active dans la recherche dès le deuxième *focus group* présente d'emblée ses différentes casquettes, différents rôles et expériences d'engagement, en écho à ses transformations identitaires comme cela a été pointé dans la première partie :

> ... ***celle de maman d'un enfant [devenu] un adulte déficient intellectuel qui n'a pas accès à la parole*** *[*porteur du syndrome d'Angelman*]...* ***Donc en tant que représentante d'un patient*** *en fait, et non pas en tant que patient moi-même. Enfin patient dans, le milieu médicosocial on parle pas de patient, on parle de protégé ou de résident ou de... voilà... et* ***responsable d'une recherche participative*** [qu'elle mène] *avec Sophie Arborio ... Après, j'avais la casquette* ***de vice-présidente de l'association du Syndrome d'Angelman*** [association qu'elle a créé au départ]*, excusez-moi (Rire.) Ça me fait rire parce que... je sais pas pourquoi d'ailleurs, mais parce qu'en fait c'est un gros mot quoi en fait. Et c'est surtout cette posture-là c'est parce que* ***ça me donne accès aux familles et à ce qu'elles peuvent ressentir de la situation*** *dans laquelle l'ont mis fait que leur enfant est handicapé.* ***Et enfin j'avais la casquette de cheffe de projet. parce que j'avais initié cette recherche*** *participative* (FG2, L.2523).

La multiplicité de ces rôles et fonctions constitue pour elle un levier, qui lui permet d'accéder à ce qu'éprouvent les familles vivant avec une personne porteuse du syndrome d'Angelman, mais également un frein, précisément en raison de la démultiplication des activités et du risque de confusion que cela risque d'engendrer d'autant que chaque activité n'engage ni la même posture, ni le même cadre d'interactions. Comme elle le formule elle-même : *« J'avais une difficulté de posture dans cette recherche parce que j'avais plusieurs casquettes »* (FG2, L.2523).

À ses yeux, la difficulté principale réside dans son activité de cheffe de projet de recherche vis-à-vis du directeur de l'établissement médico-social qui participe à l'enquête et qui s'avère également être le lieu de résidence de son fils, par-delà même, le travail réflexif qu'elle a entrepris sur elle-même et qu'elle décline ainsi : « … *C'est-à-dire qu'est-ce que je dis, qu'est-ce que j'amène dans cette recherche et comment je le vis émotionnellement, ce qui était assez complexe* » (FG2, L2539).

Dans le cadre du déroulement de cette recherche participative, c'est alors tout le vécu en tant que maman d'un enfant avec handicap, qui ré-émerge alors, face au poids symboliquement éprouvé de l'institution qui accueille son fils. Elle évoque ainsi son expérience passée et son ressenti comme réactualisé de « *maman non sachante* » (FG, L.2548) face à l'établissement principalement en la figure de son directeur alors même qu'avec les chercheurs, le discours et les discussions engagées sont « fluides », comme d'égal à égal et que les interactions avec les professionnels du lieu sont jugées bonnes. C'est toute la question de la légitimité à prendre la parole, parler en son nom propre, sur la base de ce qu'elle connaît par corps, par cœur et par réflexion, sans formation académique, qui se pose avec acuité pour elle. Les mots qu'elle prononce dans le troisième *focus* résonnent encore :

> ***cette étiquette qui m'est restée collée de maman d'enfant handicapé et qui me met dans une situation d'infériorité systématiquement. Il faut que je me cache, dans un coin, j'ai pas de légitimité à être intelligente ou à avoir une fonctionnement personnel. Je suis la maman qui a eu le malheur****, entre guillemets, même pour les professionnels… ça reste une émotion très forte… Et je pense que c'est beaucoup lié à cette sensation d'abandon en fait, de ne pas être… de ne pas avoir pu élever mon enfant comme un autre enfant, malgré tout l'amour que je lui porte* (FG3, L. 3769).

Le processus d'infériorisation que Denise dénonce, comme tant d'autres parents, est profondément inscrit dans sa chair et son existence : c'est une épreuve existentielle qui l'a marquée au fer rouge. Tel un stigmate qui la disqualifie, elle s'engage pourtant à faire entendre sa voix et celle des familles qui comme elle ont subi ce sentiment d'injustice. Elle revendique une égalité qu'elle dit avoir trouvée et éprouvée avec les chercheurs dans la recherche qu'elle porte. Le monde de la recherche serait-il moins austère aux personnes en situations de vulnérabilité ? N'est-ce pas plutôt lié aux résultats recueillis par les *disabilities studies,* qui rendent moins abstraite la reconnaissance de la valeur de l'égalité entre toutes les personnes humaines sous le double signe de ce qui est légal – avoir le droit de – et de ce qui est légitime – au sens moral du terme ? D'emblée Denise établit un lien avec la notion de pouvoir symbolique d'un lieu, d'un statut qui fut discuté dans ce deuxième *focus group.*

> *Alors juste pour le paysage, je vais aller assez vite. Il y a des chercheurs, des gens de l'institution, des établissements médicosociaux des spécialistes du Syndrome d'Angelman dans cette recherche et puis des familles aussi.* ***Et les personnes qui m'ont le plus rassurée en tant que chef de projet, ce sont les chercheurs et les chercheuses en fait. Avec lesquelles j'ai pu avoir… j'ai eu le sentiment d'accéder rapidement à une égalité de discours****. C'est-à-dire que non pas que je vais m'immiscer dans leur recherche, mais* ***on avait des discussions extrêmement fluides sur le travail*** *qui était mis en route.* ***Là où j'ai rencontré beaucoup plus de difficultés, c'est avec l'institution. L'établissement médicosocial qui s'est engagé dans la recherche participative et où là ça a été très difficile de sortir, pour moi, de ma posture*** *de… enfin bien en… comment dire,* ***en ma défaveur de ma posture de maman non-sachante, et de trouver une relation… comment dire, égale avec le directeur de l'établissement****. Ça se passe beaucoup mieux avec les professionnels de terrain. Donc ça, c'est… la question, ça revient sur la question du pouvoir qui a été évoquée tout à l'heure, du pouvoir de l'institution et du lieu où se passe la recherche* (FG2, L2552).

Christine qui participe à la recherche engage en écho aux prises de parole de Denise, une réflexion relevant de l'analyse institutionnelle sur les notions d'implication et de surimplication, pour appréhender selon un autre prisme les questions de légitimité, de place.

Qu'est-ce qui m'amène à être chef de projet, qu'est-ce qui m'amène à vouloir conduire cette recherche, ce projet ? Alors ça a bien été dit, des insatisfactions, un désarroi par rapport à l'enfant, et : quelle mère je suis là-dedans d'un enfant handicapé et qui ne me parle pas ? Est-ce qu'il m'entend et comment il m'entend ?..., enfin tout ce que ça ouvre déjà dans ma position de mère. Qu'est-ce que j'arrive à développer par rapport à lui comme relation, comment je peux arriver à mettre quelque chose d'une relation entre guillemets normale, etc., puisque je suis aussi dans le soin, je suis gardienne du soin, je suis chercheur, je suis, etc., donc on l'entend bien. Donc là, toute cette tension extrême qui demande un travail de reconfiguration qui est toujours dans une flexibilité. Parce qu'il y a se recentrer soi-même, il y a l'environnement, il y a en effet – ça a été dit là, Hubert – le regard qu'on te porte, comment je me retrouve dans ce regard ? Là par rapport au directeur moi, ça m'a semblé assez clair là qu'il y avait quand même des positionnements erratiques par rapport au regard, etc., comment donc... Tout ça, quelque chose se passe à l'intérieur de soi-même qui est immense. Alors bien sûr, la légitimité. Mais je dirais, la légitimité et la reconnaissance vient de surcroît, avant tout, c'est dans cette... comment dire... parfois divagation, mais au sens positif du terme. C'est pour ça que je disais errance de position, etc., toujours arriver à se recentrer sur mon implication. Là je suis dans une surimplication. Et je crois que la surimplication domine... Bon, voilà, vous voyez, c'est rien de particulier, mais j'avais envie avant de travailler en effet l'institutionnel, tout ça, toutes ces choses, de remettre un petit peu presque le compteur à zéro, c'est-à-dire d'où on part, d'où ça part et quel est le travail qui se fait qui, à mon avis, cette place, cette élucidation d'implication-surimplication, c'est quelque chose qui traverse tout le processus et qui le traversera sans doute même après (FG3, L.4105).

L'expérience de recherche participative de Denise en tant que cheffe de projet l'amène à considérer les modalités de fonctionnement, notamment le rôle bénéfique qu'ont eu à ses yeux les réunions sous forme de visioconférences. Plus précisément, en écoutant Denise, il semblerait que les visioconférences aient contribué à échapper au poids du lieu institutionnel appréhendé comme représentation physique et symbolique d'un pouvoir en place. Il semblerait que les échanges organisés à distance aient pour elle contribué à déplacer les charges et les autorités initialement attribuées aux fonctions de chacun des participants, comme si les places initiales étaient déplacées et peut-être même redistribuées au moins au niveau de la prise de parole. Comme elle l'explique :

> ... ***ce qui m'a plu moi*** *dans cette recherche participative,* ***c'est qu'on a fait beaucoup de visios. Et contrairement à ce qu'on pouvait croire sur la distance que ça a créé et le manque de lien que ça pourrait entrainer, j'ai trouvé qu'au contraire c'était un lieu neutre, et dans lequel chacun peut s'exprimer*** (FG2, L.2555).

Cette remarque sur le dépassement de l'*a priori* négatif du distanciel rejoint notre propre expérience de recherche dans le cadre de la réalisation de ce projet structuré autour de 4 *focus groups* à distance. Chacun des participants a jugé très positif cette modalité d'échange, tout en se montrant lucide sur le fait que ce ne sont pas les *focus groups* en tant que tels qui suffisent à créer une dynamique d'échanges, mais bien la préparation, le fonctionnement réel *in situ* et l'animation qui y contribuent.
Il apparaît ainsi dans les propos de Denise, que le distanciel, loin de générer un manque de relationnel, protègerait d'une trop grande proximité comme si dans le cadre de la maladie chronique et du handicap, il y avait à se prémunir d'un relationnel trop prégnant.

Outre cette « distance » protectrice, Denise précise que parler dans ces conditions induit un format de prise de parole bien plus concis que dans d'autres configurations d'échanges, notamment les échanges engagés en présentiel. Qu'est-ce qui semble induire ce format ? Denise souligne alors qu'au-delà des objectifs de la recherche qui permettent de définir le cadre de l'échange, c'est non seulement la conscience qu'elle avait de ne pas trop occuper l'espace de parole de façon à laisser à chacun la possibilité de s'exprimer, mais également l'anticipation sur ce qu'il y a à dire, pour que la parole soit efficiente au sens où prendre la parole revient à se faire le porte-parole de quelque chose que la personne estime être important pour elle et pour les autres :

> *Et* ***ce que j'aime dans la visio, c'est qu'on est obligé de s'exprimer****. C'est pas ce que je fais tout de suite, mais de s'exprimer assez...* ***de manière assez concise pour que tout le monde puisse parler****. Et de ce fait,* ***ça oblige à être... à prendre de la distance par rapport à ce qu'on veut dire,*** *voilà.* ***Et puis l'idée aussi de l'objectif de la recherche****. C'est très important effectivement de se poser cette question parce qu'on n'aura pas du tout les mêmes attentes* (FG2, L.2560).

Prenant conscience au moment où elle formule son propos, du fait que certaines familles ayant participé à sa recherche lui paraissent alors un peu en retrait, Denise, qui réfléchit tout en parlant, se propose de donner une nouvelle impulsion au déroulement de la recherche qu'elle porte, sous forme d'un appel à un bilan réflexif sur les ressentis et les apports des échanges réalisés.

> *Je pense par exemple dans les familles qu'on a sollicitées, que les chercheuses ont sollicitées, bon elles ont participé à un petit bout de la recherche. C'est-à-dire elles ont donné des vidéos de pratique et elles ont fait des vidéos d'autoconfrontation. Ce n'est pas pour autant que leur participation n'a pas de valeur, mais c'est que du coup elles sont un peu en retrait dans un coin.* ***Et ça m'a fait penser qu'il faudra qu'à la fin la recherche participative, il faut absolument que je leur... ou pendant d'ailleurs, je leur demande leur ressenti par rapport à ce qui leur a été demandé, comment elles l'ont vécu. Et ce qu'elles attendent en retour de cette recherche, voilà, pour éclairer la participation*** (FG2, L.2567).

Denise poursuit sa réflexion et interroge les rôles et les fonctions lors de l'échange en recherche participative en invitant à considérer le fait que lors d'un « ***partage on peut se rejoindre complètement démocratiquement*** » (FG2, L.2992). Précisément ce serait l'enjeu démocratique qui conduirait à se départir des rôles sociaux acquis et des réquisits méthodologiques construits pour partager avec l'autre ? Serait-ce une autre déclinaison du partage du sensible dont parle Jacques Rancière (2012) ? **La recherche participative suppose**

cette capacité à voir et considérer l'humain avant les titres, les catégories, les attributs : « chercheur », « malade », « handicapé » … Il s'agit pour le chercheur comme pour le sujet qui participe de sortir des clivages non pas en les niant mais en les surmontant, en les transcendant *de facto, in situ.*

> *… j'avais noté par rapport à cette relation chercheur-patient :* ***est-ce que le chercheur peut se départir de sa position de chercheur à un moment donné de la recherche ? Est-ce que c'est nécessaire ? Comment le faire ?*** *Et il apparait évidemment que c'est à travers sa mobilisation émotionnelle qu'il pourra le faire probablement.* ***Et que ça se fera si le patient, lui, sort également peut-être – enfin j'en sais rien c'est une supposition – de sa position de chercheur. Le fait que le chercheur soit protégé par sa méthodologie m'interroge aussi.*** *Je me dis : « c'est important évidemment puisque cette méthodologie soutient son projet et puis qu'il est chercheur, donc il peut pas s'en départir totalement ».* ***Mais est-ce qu'à un moment donné il peut pas la laisser de côté pour des instants un peu particuliers où dans l'émotion effectivement du partage on peut se rejoindre complètement démocratiquement, et à ce moment-là en empathie totale avec le patient qui, du coup, perd son appellation de patient. Et en parallèle, est-ce que le patient peut se départir de sa position de patient ?*** *Est-ce que c'est ce qu'on attend de lui ? Et est-ce qu'il – en se départissant de cette position – a le droit d'amener le chercheur sur son propre terrain ? C'est-à-dire la connaissance de la maladie, son vécu et ses émotions* (FG2, L.2992).

L'expérience de Nadine : un « bousculement » qui a nécessité un retour à soi

Nadine, professionnelle de santé, évoque ensuite les entretiens qu'elle a réalisés dans le cadre d'un mémoire de doctorat visant à comprendre ce que vivaient des patients malades chroniques à leur domicile. Elle signifie au groupe combien au-delà du travail de recherche, elle fut « *transformée quelque part* » (FG1 L.160) par ces rencontres avec l'autre, ses expériences, ses éprouvés partagés lors des entretiens. D'un côté, elle a « *reçu avec beaucoup d'enthousiasme de la part des patients, leur témoignage, sous forme d'entretiens dialogués, dialogiques. J'avais donc ce matériel de recherche et je ne pouvais pas l'analyser, même si j'avais la méthode* » (FG1 L.164). Nadine explique alors qu'elle entreprit alors « *j'ai dû faire mon propre journal de vie* » pour pouvoir ensuite enclencher « *l'analyse et la compréhension de ces situations* » (FG1 L. 165), ce qui a nécessité de nouvelles rencontres avec les acteurs.

Nadine précise combien « *cette rencontre à l'autre, qui est une rencontre très singulière* » *rend possible un* « *processus de construction du côté... alors là je vais pas... je parle en tant que professionnelle de santé en recherche, il y a un processus qui s'enclenche et qui fait regarder l'autre différemment* » (FG1 L.172). Sa propre expérience de recherche participative a provoqué chez elle, un « ***bousculement*** » (FG1 L.174), qualifié de « ***faits formateurs*** » (FG1 L.169).

L'animatrice du FG reprend le terme de « bousculement » et propose une piste d'interprétation et de questionnement pour comprendre les étapes du processus qui a permis de regarder l'autre autrement.

> *J'aurais une question, c'est justement quand vous avez dit que ce bousculement - et le mot « bousculement » c'est le vôtre – et vous avez signifié aussi qu'au début vous ne pouviez pas analyser parce que vous étiez touchée. Et on a l'impression que... alors je ne sais pas, peut-être que je me trompe, c'est justement pour... je vous soumets ce à quoi ça me fait penser, puis vous me dites si c'est ça ou pas, c'est dans cet esprit-là. Dans ce bousculement... j'ai le sentiment qu'il est à plusieurs niveaux. Il n'est pas simplement de l'ordre du sensible au sens je dirai émotionnel du terme, mais il est... enfin je l'entends aussi au niveau moral, éthique, au niveau justement des valeurs de l'humain qui arrivent en force et... déstabilisent le chercheur, puisque vous étiez en posture de chercheur, à poser une distance, à essayer d'objectiver. Et là, donc il y aurait trois niveaux : le niveau sensible émotionnel, le niveau éthique, valeurs morales et, je verrai un troisième niveau qui serait épistémologique c'est-à-dire construction du savoir, où là il*

semblerait que c'est tout le rapport au savoir qui se trouve interrogé... (FG1 L.194).

Nadine signifie son accord avec ce que vient de reformuler l'animatrice puis rebondit : « ... *venant d'un milieu soignant, je pensais porter ces valeurs morales. C'est ces valeurs morales qui ont été touchées et qui m'ont amenée à construire un nouveau savoir. Et du coup la dimension épistémologique, j'allais dans un autre champ de savoir... c'est toute la dimension réflexive et métacognitive qui permet de penser les choses autrement* » (FG1 L.207). La recherche participative, par les rencontres qu'elle suscite et provoque, est ainsi amenée à ouvrir le champ des savoirs mais il semblerait que le bousculement d'une vision à une autre présuppose une interpellation de l'ordre de l'éthique qui naît au cœur même des partages interlocutifs. Moins qu'un raisonnement logique qui convainc, ce serait une interpellation humaine dans la rencontre avec l'autre qui provoquerait un bousculement propice à l'ouverture vers de nouveaux horizons de savoirs. Un lien peut être posé avec l'une des limites de la démocratie dite délibérative en référence au concept de politique délibérative développé par Habermas (1997) et Rawls (1995), qui vise à mieux fonder une décision, notamment politique, en la reliant à un processus d'argumentation rationnelle impliquant des points de vue contradictoires. Le chercheur serait par conséquent invité à se laisser toucher par l'autre autant que par les propos de l'autre et la démocratie participative en recherche visant la participation des acteurs ne saurait se restreindre au régime de la logique d'argumentation rationnelle ; elle relève, peut-être même initialement, d'une forme de choc qui vient ouvrir le champ de l'entendable et du possible au risque d'être momentanément comme « sous le coup d'une sidération », incapable de comprendre. Le mouvement indiqué par Nadine permet de comprendre différentes étapes du processus qu'elle évoque : d'abord apparaît la rencontre avec l'autre, les autres – à leur domicile, c'est-à-dire sur le terrain de l'autre. De cette rencontre naît un « *bousculement* » qui engendre ensuite un nécessaire retour à soi « *j'ai dû faire mon propre journal de vie* » comme pour mieux se repositionner afin de reprendre la recherche.

Jean-Claude revient sur l'écriture du « journal de vie » et demande : « *en quoi votre passage à l'écriture vous a ouvert, je ne sais comment, mais vous a ouvert un chemin, je ne sais pas, d'interprétation, d'analyse de la parole des patients ?* » (FG1 L.225). Nadine précise alors l'importance de l'expression écrite au sens de mise à distance, d'extériorisation et d'objectivation d'un ensemble d'affects, de valeurs et d'idées préconçues *« j'ai pu me dégager de peut-être un carcan qui m'empêchait de penser autrement, sans que j'en sois vraiment consciente... c'est comme si un espace s'était ouvert puisque l'intention était là, j'étais dans une recherche compréhensive, donc c'était fort... il a fallu que je pose les choses... pour accéder à un autre niveau de compréhension* » (FG1 L.234).

La recherche participative impliquerait la possibilité d'un tel mouvement d'ouverture, au risque pour le chercheur d'être déstabilisé, nécessitant alors un retour à et sur soi. Un tel retour à soi se comprend moins comme repli sur soi, que comme trace complexe d'une prise de conscience que la découverte faite vient déstabiliser le socle des savoirs existant. Il est particulièrement net que les valeurs humaines que Nadine, en tant que soignante, pensait avoir complètement assimilées, ont été ébranlées lors des entretiens au domicile des patients. Nous pensons que c'est précisément le fait d'avoir réalisé ces entretiens au domicile, qui a permis, non seulement, de donner à voir d'autres réalités, cadres et conditions de vie des patients, comparativement au lieu de soin institutionnalisé, mais qu'il a également favorisé leur expression comme en écho à l'intimité de leur lieu de vie, contribuant ainsi à ce « bousculement ».

Le propos de Nadine concernant les valeurs humaines des soignants n'est pas sans faire écho au travail de Haberey-Knuessi & Obertelli (2017) à propos de la notion de la confiance.

> Les soignants expérimentés accordent une attention toute particulière aux relations avec les malades. Ainsi, plusieurs

> chefs de service expliquent introduire leurs entretiens avec les patients par : « Comment allez-vous ? » Pour eux, cette formule d'apparence banale consiste à établir une relation qui dépasse largement la seule considération pathologique. L'intérêt accordé à la personne prime sur les différents symptômes et devient un facteur rassurant pour le malade reconnu comme sujet. Toutefois, la confiance dans le patient fait rarement partie des interrogations des soignants, médecins en premier. Ceux-ci ont conscience de l'importance d'obtenir la confiance de la part des malades, mais se posent peu la question de leur propre confiance envers ces derniers. Leur préoccupation est plus de savoir si le malade est fiable dans ses conduites (*Ibid.,* p.112).

Ici la valeur de la confiance est asymétrique ; en écho, les valeurs humaines des soignants dont parle Nadine pourraient renvoyer à cette asymétrie des soignants vis-à-vis des patients qu'ils accompagnent.

Précisément, l'expérience des entretiens au domicile des patients de Nadine ont donné à voir et à entendre d'autres réalités que celles déjà connues par la chercheure qu'elle était à ce moment-là. Pour autant, l'ouverture à l'autre exige bien plus qu'un postulat théorico-méthodologique ; elle engage un risque : celui d'être bousculé dans ses repères épistémologiques, dans les savoirs jusque-là acquis. La recherche compréhensive faisant place et donnant place à la parole des patients dans un corps médical fortement hiérarchisé conduit le chercheur à vivre dans sa chair autant que d'un point de vue rationnel, des interférences entre interpellation éthique, expériences vécues, réciprocité des statuts et diversités des savoirs. Pour Nadine qui précise ensuite : « *c'est très difficile d'accéder à l'autre et je pense qu'on n'y arrive pas. Mais on peut juste toucher quelque chose... on parle beaucoup d'empathie, d'altérité... mais est que dans les faits, c'est là ?* » (FG1 L.245), il apparaît clair que la rencontre de l'autre humain est une quête complexe qui requiert du temps aussi bien pour que la relation s'établisse par-delà une simple pétition de principe éthique qu'un travail de méditation de à soi afin de prendre conscience de ce qui se joue dans cette ouverture à l'altérité.

L'expérience de Sophie : un « pas de côté » salutaire

Anthropologue de la santé, Sophie narre son expérience lors d'entretiens avec les parents d'enfants atteints d'épilepsie sévère appelée syndrome de West. Elle évoque dans le sillage de Nadine les affects qui émergent alors et la nécessité de ce travail de retour à soi pour mettre à distance ses ressentis de chercheure « *… dans les soixante entretiens, j'ai eu vraiment des histoires de vie à la fois très belles pour l'engagement des mères dans la prise en charge de leur enfant et à la fois tellement difficiles à entendre que j'en faisais des cauchemars et que ça me demandait un travail quotidien sur moi pour pouvoir reprendre de la distance avant de refaire un entretien* » (FG1 L.286).

Sophie présente plus particulièrement l'une situations rencontrées. Il s'agit d'un entretien avec une mère qui explique que son fils, âgé d'environ 12 ans, a perdu 8 kilos depuis qu'il est placé en IME « *il ne mange plus, il est extrêmement triste dans cet IME. Mais bon, vous comprenez, nous, on peut partir en week-end, et voilà* ».

> Sophie poursuit : *donc j'entends ça, j'entends une forme pour moi à ce moment-là, de désengagement total de la mère qui commence petit à petit à me choquer quand même un petit peu, mais voilà, je me place à chaque fois dans ma position d'anthropologue. Et puis elle poursuit en me disant 'oui, vous comprenez, on l'a fait venir à la maison un week-end et il a fait pipi sur lui dans la cuisine. Et ma petite fille qui était là est venue et m'a dit devant lui : 'voilà, je t'avais dit de le jeter à la poubelle celui-là'. Dans le discours de la mère j'entendais le point de vue de la petite fille, pas du garçon, sans aucune distanciation et sans... Et dans mon esprit en fait – et c'est là où la question de la personne ressort de l'anthropologue – j'ai failli à ce moment-là lui dire : 'mais madame vous vous rendez compte de ce que vous dites'. Et l'espace d'une seconde, mon expérience professionnelle m'a fait me remettre en arrière et me dire : attends, on parlait de la temporalité. Et je me suis dit : « attends ». Et à ce moment-là, cette maman m'a regardée et m'a dit : « mais vous savez madame, je suis complètement*

déchirée à l'intérieur de moi entre cette souffrance que j'ai pour mon enfant qui vit cette situation-là et ma famille qui, elle... le reste de ma famille en somme, qui elle a besoin d'autre chose que de vivre cet enfer. Et elle m'a dit 'à tel point que je suis obligée d'aller voir un psychiatre'. Et là, s'est produit chez moi une espèce de prise de conscience que les gens effectivement pouvaient être clivés dans un rôle, dans un récit d'un certain type, et qu'il ne fallait absolument pas faire autre chose que de prendre le temps de comprendre ce récit dans un parcours plus long, plus large. Et que les mots ne suffisaient pas souvent à signifier réellement la complexité d'une situation (FG1 L.315).

Les entretiens viennent interférer avec les affects du chercheur et pourraient faire perdre de vue la distanciation à préserver pour éviter d'interpréter ou de juger trop hâtivement. Mener des entretiens de recherche à visée compréhensive nécessite donc un apprentissage. Il s'agit en effet pour Sophie d'être une « professionnelle » de la recherche, précisément parce que ce type d'entretien nécessite « *d'être distancié* » (FG1 L. 315). Pour autant, cette « *posture de l'humain* » (FG1 L.316) comme la nomme encore Sophie, est délicate car complexe à tenir dans la mesure où elle

se travaille au fur et à mesure de la relation à l'autre. Et ça ne s'arrête jamais en fait. C'est pour ça que, à la fois, il y a parfois comme a dit Nadine, la possibilité de prendre le temps de distanciation, c'est ce qu'on fait souvent quand on est à l'étranger par exemple, on écrit un journal de bord le soir ça permet de se distancier. Mais là, j'avais pas le temps, parce que j'étais en train d'échanger avec elle. Et j'ai juste un tout petit peu fait un pas de côté dans ma posture humaine, un pas de côté (FG1 L.321).

Prendre la mesure de ce qui se joue *in situ* dans la rencontre lors d'un entretien à visée compréhensive invite donc à se saisir de la complexité du vivant qui se joue dans la relation établie. Savoir qu'il importe de ne pas juger est une chose, au même titre que précédemment avec Nadine, connaître les valeurs humaines est une chose ; les vivre *in situ* dans le cadre même de la relation à l'autre, en est une autre. Chaque instant compte dans une recherche participative qui fait place à l'autre. Comme le formule encore Sophie « *c'est là où il faut garder quelque chose de vivant dans la possibilité un tout petit peu se décaler de sa posture de départ, pour pouvoir suivre le projet* » (FG1 L.328). Le pas de côté fut de suspendre l'expression de son jugement. Cela n'équivaut pas à ne pas juger. Le mouvement de pensée et de jugement est présent mais précisément, il est comme suspendu pour permettre d'accueillir ce qui se dit dans la relation à l'autre. Ce mouvement de suspension, que Sophie qualifie de « pas de côté » s'apparenterait sans toutefois s'y confondre au geste phénoménologique de l'*épochè* formulé par Husserl (1980) car il s'agit moins de qualifier l'être que de juger ce que l'autre dit. Il s'agit donc d'une *épochè* spécifique portant sur le jugement formulé par un autre à propos d'une réalité vécue.

L'expérience d'Aurélien : participer à condition d'être accepté par le groupe

Aurélien également anthropologue de la santé intervient ensuite pour préciser les liens entre force et fragilité du métier d'anthropologue. « *ça impose de prendre du temps... Créer un lien, c'est long* » (FG1 L. 371). Il précise également combien le lieu mais aussi les activités partagées avec les personnes avec lesquelles se réalise une recherche participative sont importantes à considérer précisément parce qu'elles conduisent à des contenus d'échange diversifiés. Temporalité restreinte de la recherche financée d'un côté ; et temporalité nécessairement plus longue de la recherche participative de l'autre : telles sont les deux facettes de la recherche à ne pas perdre de vue, d'autant que « *si on va boire un café ensemble, etc. on se dira pas du tout les mêmes choses que ce qu'on va se dire maintenant. Et je trouve que cet aspect-là, il fait écho aussi à toute la dimension participative* » (FG1 L.373).

Aurélien situe les questions d'ajustement du chercheur dans sa rencontre avec l'autre, au niveau d'une fragilité partagée « *cette question de la posture elle revient mais comme n'importe quelle relation qui est fragile, parce qu'elle se négocie, elle s'ajuste* » (FG1 L.382). Dans la situation qu'évoque Aurélien par la suite, c'est le rapport au groupe qui est posé. Alors doctorant, il se souvient avoir demandé à participer à un groupe de parole à Sainte Anne d'une quarantaine de personnes avec troubles obsessionnels du comportement (TOC). Venir en tant que chercheur dans un groupe de parole pour observer, car tel était l'enjeu ; pose la question de l'acceptation par le groupe. Aurélien, qui traduit son ressenti en termes de fragilité des normes et des rapports aux normes, pose une équivalence entre la complexité des questions de posture de recherche évoquées jusque-là et les normes elles-mêmes :

> *Bonjour, machin, asseyez-vous. Alors, avant que tout le monde se présente, j'ai quelque chose à vous dire. Il y a un jeune-homme-là qui souhaiterait participer à notre groupe ; Et là il me regarde et il fait ' il n'a pas de TOC'. Une sorte de sensation bizarre de me sentir complètement hors du groupe, j'étais complètement anormal sur le moment... après l'animateur dit 'donc, maintenant, vous allez voter pour savoir s'il reste ou pas'. Et ça c'est génial parce qu'ils avaient droit de vie ou de mort sur ma tête. Et c'était moi qui étais anormal, qu'on acceptait ou pas dans le groupe* (FG1 L.407).

Nadine et Sophie donnaient à entendre ce qu'elles éprouvaient en tant que chercheures et les difficultés rencontrées au moment du travail d'analyse ou lors du déroulement de l'entretien. Aurélien précise le rôle du groupe dans son rapport au chercheur. Pour lui, « *le chercheur il est jamais accepté… en tout cas qu'on tente à chaque fois systématiquement de se faire notre place* » (FG1 L. 437).
D'emblée, la recherche participative pose la question de la place et du rôle du chercheur comme s'il y a toujours besoin d'un espace de médiation, voire de négociation avec le groupe.

Marie, représentante des usagers au conseil de surveillance de l'AP-HP, reprend les propos d'Aurélien d'autant qu'elle a animé un groupe dans lequel celui-ci participait. Elle précise la force du groupe et souligne combien « *c'est plus facile de refuser en tant que groupe la présence d'un chercheur, quels que soient la profession et le champ, le domaine... que de refuser l'individualité. Et l'individualité est plus difficile à construire parce qu'il faut d'abord créer le climat de confiance pour pouvoir interagir avec l'autre* » (FG1 L.474).

Il importe de garder à l'esprit le rapport de force symbolique qui existe entre le chercheur, le professionnel et le patient, quand bien même le chercheur proclame ses choix de recherche en faveur d'une reconnaissance des expériences et des savoirs des patients et des professionnels du soin.

L'expérience de Marie : formation à la recherche et apprentissage de la distanciation

Marie, malade chronique, représentante des usagers dans un hôpital de l'APHP, présente le projet de recherche à l'élaboration duquel elle a contribué afin de « *repérer les meilleures pratiques professionnelles* » (FG1 L.611) concernant « *l'expérience de la sécurité des soins des personnes hospitalisées* » (FG1 L.613). Les chercheurs ont été recrutés parmi les représentants des usagers, en créant *« une dynamique collective* » en permettant « *à ses associatifs représentants d'usagers, de prendre la posture de chercheur* » (FG1 L.625).

Ce choix d'un rapprochement entre les représentants des patients et les chercheurs afin d'améliorer les pratiques professionnelles au point de changer de posture n'a pas manqué de soulever quelques difficultés, que Marie évoque sans détour. D'une part, il a fallu repérer qui parmi les représentants pourraient être intéressés ; d'autre part, « *les former à la posture de chercheur, qui est extrêmement loin de la posture du représentant des usagers ou de l'associatif. Un associatif est militant, un représentant des usagers est partenaire sur des moments de crise au sein d'un établissement de santé, un chercheur est neutre* » (FG1 L. 634).

Le propos explicite clairement l'engagement des représentant de patients et des associatifs. En revanche, la représentation de la neutralité de la recherche semble oblitérer les dimensions subjectives évoquées précédemment par Nadine, Sophie, Jean-Charles, notamment.

Marie évoque cette formation en termes de lutte *« il a fallu lutter, parfois vraiment pied à pied, pour essayer de transformer cette posture de partenaire en posture d'observateur et en posture de neutralité surtout* » (FG1 L.638). Pour cela, la formation consistait à faire réaliser des entretiens qualitatifs, à les retranscrire ensuite, en les accompagnant au besoin dans leurs éventuels handicaps. Ensuite, ils ont été accompagnés pour construire le questionnaire prévu pour la recherche.

> *... Olivia nous a aidés à les mettre vraiment dans la place du chercheur. Donc, on leur a fait faire les entretiens qualitatifs, on leur a fait retranscrire. Et c'est une partie qui n'est pas simple, parfois aussi avec des représentants des usagers qui pouvaient avoir des difficultés ou des handicaps dans cette retranscription, il a fallu les accompagner dans cela.*
> *Ensuite, il a fallu, ensemble, se questionner à la suite de ces entretiens qualitatifs, pour construire l'outil qui allait nous servir à entamer cette recherche sous forme de questionnaire* (FG1 L.638).

Cette formation à la recherche, structurée en collaboration avec une unité de recherche et accompagnée de l'une de ses chercheures, présente au *focus group*, fut d'emblée organisée de façon à rémunérer les participants. C'est l'une des dimensions de la reconnaissance qui est cruciale. En effet, favoriser la participation des acteurs directement concernés par une recherche est une chose mais comment ne pas prendre en compte la question du temps consacré à la recherche, alors même que le chercheur dont c'est l'activité, est rémunéré pour cela ? Marie précise la distinction qu'il a fallu faire admettre par l'institution hôpital (FG) :

> Olivia (chercheure du laboratoire partenaire du projet) : *Marie était même recrutée en mi-temps, en quart de temps, je sais plus, tout au long de la recherche pour être la personne coordonnatrice des représentants d'usagers et…* (FG1 L.656).
>
> Marie : *Ce qui était quelque chose qui modifiait complètement l'institution, puisque la représentation des usagers est un engagement citoyen bénévole. Donc de fait, d'un seul coup, il fallait que l'institution accepte l'idée que de ces bénévoles qui – dans leur quotidien de représentation – font un certain nombre de choses gratuitement (réunions, réflexions collectives, travails divers et variés), là dans ce cadre-là, ils étaient dans la posture de chercheurs. Et à ce titre-là ils avaient, comme n'importe quel chercheur, une légitimité à être rémunérés* (FG1 L.666).

Les précisions apportées sur les modalités d'une part de formation à la recherche et, d'autre part, de reconnaissance financière des participants à la recherche permet d'assurer une non-instrumentalisation des patients et/ou des bénévoles associatifs, qui s'inscrit dans la logique de reconnaissance éthique, épistémologique et politique développée dans nombre de recherches participatives.

Toutefois, la question ne se pose-t-elle pas quant au risque d'aveuglement mutuel du fait d'une proximité trop resserrée entre les experts de la recherche et les experts des associations de patients à l'instar, de celui dénoncé, notamment par Carricaburu (1993), entre les experts du soin et les experts associatifs pouvant conduire à s'éloigner des réalités vécues par les patients, et dans le projet cité, les soignants ?

Un écart entre la visée politique rappelée par la chercheure qui a soutenu et accompagné le projet et sa mise en œuvre concrète décrite par Marie, est perceptible. D'un côté, cette dernière précise qu'ils sont allés dans les services faire passer le questionnaire aux usagers pour ensuite travailler à l'analyse des réponses avec les chercheurs de l'unité de recherche partenaire du projet. Les soignants en tant que tels ne semblent pas avoir été sollicités alors même que l'objet de la recherche porte sur les pratiques professionnelles. Par la suite, en raison d'une mesure de confinement liée à la COVID, la restitution a été faite aux différents responsables de structures mais non aux services de soin concernés. Marie déplore tout particulièrement cette situation, Olivia, chercheure, précise quant à elle que la visée politique comportait le souhait initial de « *co-construire aussi avec les équipes de soin qui nous avaient accueillis. Et cette étape-là n'a pas été possible compte tenu du COVID, du confinement et puis de tout ça* » (L703).

> Marie : ***on est allés dans les services et on a questionné les usagers***. *Et puis* ***ensuite****, il a fallu que* ***nous nous remettions tous ensemble autour d'une table et qu'avec le LEPS qui nous avait aidés à analyser les réponses aux questionnaires, nous puissions identifier les éléments qui pouvaient être contributifs à être améliorés.*** *Alors, je ne vous donnerai pas les résultats de la recherche parce que c'est pas l'objectif d'aujourd'hui. Mais ce qu'il faut savoir, c'est que cette recherche, en tout cas l'analyse qui en est faite et le produit fini, arrive une dizaine de jours avant* ***le premier confinement*** *(Rire.)* ***Donc, nous avons été dans l'impossibilité de la présenter aux services qui nous avaient accueillis****. Et* ***ça a été extrêmement difficile pour nous en tant que chercheurs, de dire : « bah tout le fruit de ce travail en fait, nous ne pouvons pas le restituer aux services qui nous ont accueillis, principalement ». On l'a restitué dans d'autres lieux, à la direction générale, dans différentes directions des hôpitaux****. Mais directement dans les services, ça n'a pas été possible et ça a été vraiment, je dirais presque le point le plus sombre de notre recherche….* (FG1 L.690).

Cumul des statuts : cumul d'expertises légitimes versus médiation favorisée

Plusieurs membres participant à notre recherche possèdent plusieurs expériences et occupent plusieurs places. Certains comme Jean-Charles sont soignants et chercheur non sans avoir milité durant plusieurs années dans des associations de patients ; d'autres comme Marie sont malades chroniques et représentant des usagers d'un service de soin ; d'autres encore sont parents ou proches d'un patient et militant associatif ou dirigeant associatif ; d'autres encore sont patients et chercheurs…

Olivia, par exemple, chercheure dans une unité de recherche en sciences de l'éducation, renvoie à son double statut de représentante des usagers et chercheure qui lui permet non seulement d'asseoir une légitimité à participer dans différentes structures, mais qui signifie également son souhait d'associer logiquement la participation des acteurs à l'activité de recherche les concernant :

> Olivia : *Et moi, en tant que chercheuse, ça a été très enrichissant aussi. Pour ceux qui ne me connaissent pas,* ***j'ai aussi cette double casquette de représentante d'usagers****, je faisais partie de… j'étais là à cette première réunion en tant que représentante d'usagers,* ***je suis aussi chercheuse*** (FG1 L.706).
>
> ***Et donc, j'ai l'impression d'être, comment dire, très ouverte en fait à ce que les co-chercheurs peuvent proposer.*** *J'ai l'impression d'être dans une posture particulièrement… oui, c'est ça, à l'écoute, avec l'envie qu'on se transforme mutuellement. Enfin voilà, j'ai même pas l'impression que j'ai besoin d'être transformée en réalité. Et puis, il y a eu des épisodes qui m'ont révélé que c'était pas si simple* (FG1 L.713).

Elle précise également son double cursus académique : une thèse en sciences de l'éducation et un « *Master d'Ethique* » qu'elle dit garder « *toujours très présent dans ma carrière professionnelle, l'éthique. Voilà, je suis membre de plein de comités d'éthique, des recherches, enfin... j'enseigne l'éthique. Donc, j'ai l'impression que sur ce sujet-là je me sens une experte quoi* » (FG L.717).

Le cumul de statuts de Marie et des associatifs dans le champ de la santé qui se sont formés à la recherche a indéniablement favorisé les réponses des patients d'autant que la passation du questionnaire eût lieu dans différents services hospitaliers, précisément en raison d'une proximité avec les patients qui permet de faire tiers entre le statut d'usager d'un service de soin et celui de professionnel du soin. Ce rôle de tiers renvoie à celui de médiateur, que Nassim Aboudrar & Mairesse (2021) définissent ainsi :

> Le médiateur est ainsi, au sens propre, un entremetteur : celui qui met entre, dont l'action intervient entre deux entités, de manière équidistante, afin de relier et par le moyen duquel la rencontre peut advenir (...) La médiation apparaît comme l'un des modes possibles de régulation d'un conflit, où le médiateur se présente comme une tierce personne, neutre, sans parti pris, à la recherche d'une issue acceptable par tous. La médiation se distingue de l'arbitrage, en ce que le médiateur, contrairement à l'arbitre, n'impose pas ses vues aux parties, mais propose seulement des mesures équitables. Cette logique est parue en diplomatie, lors des tentatives de résolution des conflits armés (Nassim Aboudrar & Mairesse, 2021, pp.4-5).

Cette définition correspond aux propos de Marie, qui précise :

> *... dans cette rencontre entre chercheurs et patients, on allait dans les services, ils étaient hospitalisés, ils étaient la plupart du temps couchés, assis, en situation de vulnérabilité.*
>
> *Je pense – parce que ça a été quelque chose qui a beaucoup questionné l'AP – je pense que si on avait transmis cette recherche et le remplissage de ce questionnaire par un professionnel de santé, on n'aurait pas obtenu les résultats qu'on a obtenus.*

*C'est-à-dire que **le fait qu'on se présente en tant qu'associatif en santé, qui sommes investis dans une recherche faite par des représentants des usagers, a pu par certains moments, pour certains d'entre eux, libérer complètement la parole et leur permettre de parler très librement de leur vécu d'hospitalisation, sans qu'il y ait un jugement du regard professionnel et encore plus quand on est dans un service, en se disant : « et demain, est-ce que cette infirmière ou est-ce que cet interne continuera à me soigner de la même manière ? »**. Puisque c'est quelque chose qui est très récurrent chez la personne en situation de vulnérabilité à l'hôpital puisque l'hospitalisation en tant que telle est le premier acte de vulnérabilité. Donc, je pense que ça a permis cette libération* (FG1 L.754).

Ce cumul d'expériences et de statuts n'a pas empêché la discussion critique. Olivia évoque ensuite, ce qu'elle appelle « *une anecdote* », concernant la rédaction du formulaire de demande de consentement. Les éléments discutés montrent combien la légitimité peut être mise à l'épreuve par les membres de la recherche participative.

> Olivia : *Et en fait, notre recherche était passée devant un comité d'éthique qui avait donc autorisé... qui l'avait autorisée sur la base des documents qu'on avait... que j'avais fournis, dont un consentement évidemment aux personnes qu'on interrogeait.*
>
> *Et puis, les chercheurs, les co-chercheurs, les représentants d'usagers, m'ont à un moment dit, après avoir fait quelques entretiens : « écoute, ce que tu as produit, c'est jargonneux, incompréhensible. Ça va pas du tout ton consentement tel que tu l'as rédigé »*
>
> *Bon, moi j'ai pensé me débarrasser d'eux, je pense inconsciemment, en leur disant : « très bien, faites-moi une contre-proposition ». En général, j'ai la paix quand je dis ça, à mes enfants en tout cas (Rire.) Sauf qu'ils sont revenus avec une contre-proposition, et qui heurtait plein de choses que j'avais apprises initialement.*
>
> *C'est-à-dire qu'ils avaient utilisé des caractères 72, première recherche faite par les représentants d'usagers. Je trouvais*

que c'était un peu plus publicitaire, enfin qui faisait la promotion de la recherche. Et moi, on m'avait appris à présenter la recherche de manière très neutre.
Bon, il y avait... et donc dans un premier temps, j'ai mon côté expert qui a été... après qu'il ait été froissé, là je me suis dit : « non, ça va pas ce que vous me proposez ». Et puis, j'ai senti tout ça en moi et je me suis refrénée en fait. Je me suis réfrénée et on a discuté. J'ai quelque part cédé sur certains aspects qui contrevenaient à ce que j'avais appris et en fait je suis restée sur le légal, c'est-à-dire les phrases très légales, obligatoires, même si elles sont incompréhensibles, on les a gardées. Et sur tout le reste, j'ai accepté leur proposition (FG 1 L.732).

Ici, ce qui apparaît au premier abord comme un cumul de légitimités favorisant la prise de parole et la participation à plusieurs titres n'a pas empêché le désaccord, voire la critique par des participants à la recherche a priori moins « experts ». Il apparaît ainsi que dans l'esprit même de la démocratie participative et délibérative, l'expert perd en quelque sorte son statut d'exclusivité du droit de parole et du jugement.

La recherche participative invite à considérer non seulement les questions de la multiplicité des expériences et de leurs reconnaissances mais également celle d'une redéfinition du rôle d'expert qui loin de jouir d'un droit de parole et de jugement en tant que « sachant » sur les autres personnes qui ne le seraient pas, voit son expertise reconnue sans être pour autant surévaluée par rapport aux autres expertises. Cet état de fait évoque la thèse démocratique de Rancière (1987), pour lequel « [que] tout homme du peuple puisse concevoir sa dignité d'homme, prendre la mesure de sa capacité intellectuelle et décider de son usage » (*Ibid.*, p.32).

Si l'apport des démarches participatives de recherche en santé favorise comme le précise Marie : *« une vraie légitimité et un élément positif contributif, à prendre la parole du patient et à l'analyser ensemble et construire quelque chose* » (FG1 L.769), il y a des limites que Marie pointe également :

> ***avec le bémol que ça reste encore très à la main du professionnel de santé*** *et que c'est encore l'utilisation, alors peut-être que c'est pas le bon terme. En tout cas,* ***c'est encore l'utilisation du patient comme objet de recherche et pas comme sujet de recherche et pas comme sujet participatif à la recherche. Et c'est vraiment mon ressenti,*** *je n'engage pas du tout la parole des autres représentants des usagers de l'AP là-dessus. Mais voilà* ***pour le moment on est encore dans cette focale un peu étroite*** (FG1 L.777).

Toutefois, si l'expérience de Marie, patiente malade chronique, représentante des usagers et chercheure, lui fait dire qu'elle est convaincue de l'importance de prendre en compte la parole des usagers, c'est en tant que professionnelle, non en tant que chercheure. La dimension démocratique ne semble pas aller jusqu'à l'analyse des données recueillies ou la discussion des résultats, qui restent pour le moment, réservés aux chercheurs. La légitimité des acteurs s'arrêterait aux portes de la recherche. L'attitude démocratique en recherche exigerait-elle une longue expérience de ce type de recherche ?

> Marie : *Moi en tant que professionnelle, j'ai besoin de savoir ce qu'ils pensent, mais j'ai pas obligatoirement envie de les associer ou je pense peut-être pas encore les associer à l'analyse et à la ... oui, ne serait-ce qu'à l'analyse de mes résultats et à la possibilité d'échanger aussi sur les résultats* (FC1 L.782).

Expériences de recherches participatives et sollicitation du processus d'empathie

Par ailleurs, le cumul des statuts et la multiplicité des expériences apparaît favoriser le **processus d'empathie**, qui vise à comprendre les ressentis et le point de vue évoqué par l'autre sans pour autant se confondre avec lui, grâce au double mouvement d'identification (Hochmann, 2012), en lien avec la compréhension de son propre bagage expérientiel :

D'une part, il s'agit de l'identification sensible qui permet de reconnaître les états émotionnels et sensoriels d'autrui (*Einfühlung*) ;

D'autre part, l'identification rationnelle qui permet de comprendre ce qui se passe pour autrui grâce à un mouvement non de translation mais de rotation (Berthoz & Jorland, 2004), qui adopte le point de vue d'autrui sans s'y confondre. Le double mouvement contribue à une prise de conscience sous forme de résonnance et de l'imaginatif (Janner Raimondi, 2017).

> Olivia : *Mais ça m'a permis vraiment de ressentir en fait de l'intérieur, c'est pour ça que je raconte cette anecdote, ça m'a permis de comprendre ce que peut-être ressentent les professionnels ou les experts quand nous, patients, on vient les remettre en question (Rire.) Sur certains habitus en fait* (FG 1 L.736).

Jean-Charles, Charlotte et Clara : points de vue croisés sur une même recherche

En tant qu'infirmier, militant associatif, puis chercheur, **Jean-Charles** se dit : « *Il faut que je puisse être reconnu comme légitime* » (FG1 L.506). Ainsi, outre l'accord de participation qu'il sollicite en premier lieu, il propose un fonctionnement par binômes composés d'un professionnel et d'un patient suivi par ce professionnel, notamment dans le cadre des programmes d'Education Thérapeutique du Patient. Cette quête de légitimité passe également pour Jean-Charles par le besoin de faire relire les transcriptions des entretiens réalisés avec chacun des membres du binôme afin qu'ils valident. Il a également impliqué les patients « *pour faire une double lecture de mon* *[son] corpus... j'en ai vraiment vu l'intérêt ... dans l'analyse des résultats et dans la manière ensuite de les retraduire* » (FG1 L.521).

Cette quête de légitimité s'est traduite ensuite en tant que doctorant dans son choix d'une théorie ancrée. Aujourd'hui, Jean-Charles revendique « *une posture de recherche qui est 'je ne peux plus imaginer la recherche sans l'implication d'une manière ou d'une autre, une implication qui soit dite et qui soit retranscrite des personnes impliquées... c'est une certitude aujourd'hui* » (FG1 L.560).

Favoriser la participation des personnes avec lesquelles se réalise une recherche va jusqu'à les associer à l'écriture des résultats de recherche. Fort de plusieurs expériences de recherches participatives de cet ordre, Jean-Charles a proposé à Charlotte et Clara qui ont participé à l'une des recherches qu'il a coordonnées de prendre part aux échanges.

Charlotte, patiente, représentante des usagers, fut avec Clara, infirmière, l'un des binômes constitués par Jean-Charles dans le cadre d'une de ses recherches participatives. Charlotte a reçu une formation à la recherche, notamment l'analyse de contenu, délivrée par Jean-Charles. Son propos croisé avec celui de Clara et de Jean-Charles permet de donner le point de vue de l'un des patients ou de leurs représentants.

Elle exprime tout d'abord son enthousiasme de participer à ce moment d'analyse lui permettant de mettre en pratique la formation reçue. Mais très rapidement, elle évoque sa gêne :

> Charlotte : *Et quand j'ai commencé à lire les premiers recueils, eh bah je me suis sentie vraiment comme une intruse et j'ai eu du mal à trouver ma place en tant que lectrice, du premier jet, en lecture du premier jet. J'ai beaucoup repensé à mon père en fait qui lui, dans son parcours de soins, ne parlait pas, ne*

posait aucune question. Et le fait de lire ces échanges de questions-réponses, m'ont permis de me dire : « ah, peut-être que lui, il pensait ça, ou peut-être qu'il a pas osé parler de tel ou tel sujet. Donc en fait, je me suis sentie doublement intruse parce qu'il y avait cette projection sur ma vie personnelle en fait et je m'y étais pas du tout attendue ». (FG1 L.815).

Les résonnances avec des événements en lien avec des personnes très proches ont rendu difficile la poursuite du travail d'analyse. La double intrusion qu'elle évoque correspond à un effet d'emboitement des sphères intimes : d'une part, avec le fait d'entrer à travers la lecture des propos d'une personne malade dans ce qui constitue sa sphère intime - rendue extime du fait même de cet écrit partagé, comme l'a pointé Jean-Claude – et ; d'autre part, à travers les échos aux expériences et aux éprouvés qu'elle imagine à propos de son père décédé il y a peu, que ces écrits provoquent en elle.

Les recherches participatives d'ordre qualitatif invitent ici à prendre la mesure du « basculement » (Nadine) et des « résonnances intimes avec impression d'intrusion » (Charlotte) en lien avec la subjectivité propre du chercheur, que ces recherches comportent.

La réponse à cette gêne, fut, comme pour Nadine, une mise en suspens du travail d'analyse.

> *Donc, j'ai mis de côté un petit peu les témoignages et les recueils. Et j'ai mis un petit peu de temps pour les relire, mais vraiment là en me mettant peut-être plus dans une posture de chercheur plutôt que de lectrice…* (FG1 L.818).

La distinction qu'elle établit entre lectrice, d'un côté, et chercheure, de l'autre, est intéressante dans la mesure où elle renvoie pour une part, à la question de la distanciation vis-à-vis de la subjectivité qui serait le propre de la recherche, alors même qu'il est acquis que l'oblitération de la subjectivité du chercheur est un leurre de scientificité ; et pour l'autre, au processus d'identification mis potentiellement en jeu, voire recherché dans l'activité de lecture.

Comme Nadine, Charlotte va retourner à ce qui constitue sa subjectivité, non pas sous la forme de l'écriture de son journal mais en recherchant puis en brûlant les écrits qu'elle avait rédigés et mis dans une boîte lors de la maladie de son père jusqu'à son décès.

> Charlotte : *Il y avait une boîte où je mettais mes écrits de... quand mon père était décédé, *tout va...* (1:26:06) J'ai parlé... je parlais à mon père et c'était dans une boîte. Et j'ai vite sorti cette boîte, j'ai ressorti mon petit carnet, j'ai tout détruit parce qu'en fait je me suis dit : « si quelqu'un lit ce que j'ai écrit... ». J'ai pas envie de ça en fait, j'ai pas envie qu'il y ait un intrus qui lise ce que j'ai écrit, les confidences que j'ai mis sur papier, tellement j'y avais mis mon âme en fait... j'en ai jamais parlé à personne en fait donc c'est vraiment... je vous le livre vraiment avec le ressenti que j'au eu* (FC1 L.839).

Le retour à soi, sur soi, comme moment nécessaire se comprend moins comme simple repli protecteur que comme moment d'un mouvement dialectique entre soi et l'autre. Accueillir l'autre, pouvoir l'entendre engagerait ainsi inévitablement et nécessairement un rapport à soi dans un mouvement de va-et-vient, qui n'est pas sans faire écho à la pensée de Buber (2012) selon laquelle « *L'homme devient un Je au contact du Tu* » (*Ibid.*, p.61).

Clara, infirmière dans un service de chirurgie carcinologique, intervient ensuite pour faire retour sur son expérience de la recherche, qui s'inscrit dans le cadre de la réalisation de son mémoire de Master en pratiques avancées pour les infirmiers alors qu'elle avait entrepris une reprise d'étude. L'objet de son mémoire visait à améliorer les parcours de soin des patients atteints d'un cancer de la prostate. Elle aussi fut très étonnée mais pas pour les mêmes raisons que Charlotte. Clara explique qu'elle « *a interrogé des patients opérés à plus de six mois de la* *chirurgie, de la prostatectomie radicale* » (FG1 L.867) en leur demandant :

> *ce qui s'est bien passé ou mal passé dans leur parcours de soin. Donc j'ai fait des entretiens semi-dirigés et du coup, voilà, moi j'ai été très surprise en fait… parce que pour moi, le parcours qu'on faisait il était pas si mal (rires)* (FG1 L.870).

Les propos des patients sont venus réinterroger son appréciation initiale concernant la qualité de prise en charge dans le parcours de soin des patients avec lesquels elle s'est entretenue. Visiblement, les patients n'ont pas eu peur de parler, alors même que la chercheure qui a réalisé les entretiens était elle-même une professionnelle du soin, sans doute en raison d'une passation dans un autre établissement ou autre service que celui dans lequel elle intervenait habituellement. L'effet de surprise de Clara apparaît plus proche du « *bousculement* » de Nadine, également infirmière de formation, que du sentiment de double intrusion de Charlotte. La surprise a chez Clara entraîné le sentiment d'être « *un peu démunie* » – comme sans arme ni moyen - correspondant à une déstabilisation professionnelle de ce qu'elle pensait pertinent ou valable en termes pratiques, jusque-là :

> *Clara : Enfin le fait d'avoir écouté les patients et après de les avoir retranscrits moi-même, eh bah* ***en fait j'étais vraiment surprise****, je pensais pas que ça… En fait,* ***quand ils sont dans l'établissement, on va qu'ils sont un petit peu, voilà ils sont en sécurité. Mais dès qu'ils sont avant ou après, ils ont montré qu'ils avaient une sorte de détresse****. Bah ce qui nous a permis aussi, nous, de restructurer sur ce parcours.*
> *Mais* ***c'est vrai que moi, j'ai vraiment été surprise parce que j'étais la petite infirmière du service et j'étais restée dans ma tête dans ce service-là. Et quand j'ai vu ce qui se passait à l'extérieur, bah voilà moi j'ai été surprise.***
> *Et le fait de pouvoir faire ce double encodage avec Charlotte, bah moi ça me permettait d'avoir un autre regard aussi sur ces entretiens. Alors, moi, je ne me suis pas sentie intrusive (Rire.)*

Après, peut-être que c'est parce que moi je demandais... enfin c'est moi qui étais à l'initiative de ces entretiens. Mais ***je me suis senti un peu démunie.*** *Parce qu'en fait je me suis dit, bah* ***je pensais pas qu'on était... pas si mauvais****, mais... (Rire.) Comment dire,* ***ouais je pensais pas que les patients ressentaient tout ça.*** *Et donc moi, ça m'a vraiment surprise* (FG1 L.882).

Ces retours ont été mis au travail grâce au croisement de points de vue *via* les échanges avec sa binôme Charlotte. L'effet de surprise initial et le sentiment d'être démuni s'est poursuivi ensuite avec une enquête complémentaire auprès des soignants eux-mêmes non seulement pour connaître leurs points de vue mais également pour les préparer à entendre ceux des patients dans le cadre d'une réciprocité d'approche et à amorcer la mise en place de changements dans le parcours de soin des patients. La recherche participative est ici allée jusqu'à modifier et transformer les pratiques au niveau de l'écoute des éprouvés des patients :

> ***Clara :*** *Et donc* ***après pour pousser le travail un peu plus, j'ai interrogé les soignants*** *sur ce parcours de soins du cancer de la prostate.* ***Et je leur ai pas montré tout de suite le ressenti des patients. Je leur ai d'abord demandé leur propre ressenti*** *sur ce parcours.* ***Et après je leur ai exposé le ressenti des patients. Et donc on a créé un parcours en croisant donc l'expérience des patients et des soignants****. Donc voilà un petit peu pour résumer.*
> *Mais c'est vrai que voilà,* ***moi j'ai vraiment été au début choquée sur ce que pouvaient ressentir les patients. Et en fait, ça a vraiment donné une plus-value dans ce nouveau parcours****. Et* ***moi maintenant dans ma façon de travailler, ça m'a permis de changer un peu les choses. Parce que je demande beaucoup maintenant vu que je peux voir les patients sur tout leur parcours de soins et pas seulement en intra hospitalier****. Je leur demande toujours : « est-ce que vous pouvez me dire ce qui s'est bien passé, ce qui s'est pas bien passé ? Pour que ça puisse servir pour les autres et qu'on puisse s'améliorer, parce qu'on n'est pas parfait » (Rire.) Mais voilà. Et c'est vrai que moi c'est vraiment ce que j'ai retenu de*

tout ça, c'est qu'il faut vraiment écouter les patients et puis les intégrer dans nos façons de travailler. L'intégration de l'expérience patient pour moi est très importante (FG1 L. 895).

Cette recherche participative a contribué à appréhender la construction de repères de qualité à propos du travail selon une logique non pas « descendante » *-top down-* à travers les prescriptions de bonnes pratiques par les institutions, mais bien davantage selon une logique « remontante » - *bottom up* – qui s'appuie sur les acteurs qui le mettent en pratique dans le cadre de leur travail réel. Et comme le dira Marie en revenant sur le propos de Clara :

> *Or le parcours implique de fait la personne qui le vit. Et la personne qui le vit c'est pas le soignant, c'est celui qui est avec la maladie. Et c'est en cela que parfois on peut avoir l'impression que c'est super simple. Vous le disiez vous-même, voilà, le cancer de la prostate quoi, une fois qu'il est opéré, voilà tout roule. Bah non, ça roule pas si facilement que ça* (FC1 L914).

Anne, Christine et Jean-Claude : l'expérience d'un empêchement en recherche

L'expérience évoquée par **Anne** renvoie l'image d'un vécu d'échec mêlé de découvertes et d'apprentissage, sachant que ces différentes impressions ne s'inscrivent pas aux mêmes niveaux selon qu'il s'agisse de la conduite et du déroulé de la recherche ou des rencontres et échanges avec les patients appelés co-chercheurs dans le projet.

> Anne : *J'écoute vos différents témoignages. Il y a beaucoup de choses qui résonnent, et il y a beaucoup d'émotions. Et* ***aussi encore beaucoup d'émotions liées à cette recherche qui est à mon sens un échec.*** *Donc on a été invité à participer à une recherche entre plusieurs équipes…* (FG1 L.1049).
> *Il était question de recueillir, enfin d'aider, d'accompagner la construction de récits de malades atteints de X et de Y. Et c'était donc une recherche collaborative en ligne sur une*

> *plateforme. Et* ***les malades devaient être associés théoriquement du début à la fin de cette recherche.***
> *C'est-à-dire qu'ils avaient accès les uns et les autres aux productions qu'ils choisissaient, que les malades choisissaient d'être en ligne. Ils devaient avoir accès à nos analyses, à nos interprétations, pouvoir aussi être associés à la diffusion de la recherche en matière de colloque, de publication, etc.* ***Mais c'est pas du tout ce qu'il s'est passé****.*
> *Moi donc dans cette recherche j'ai assumé le rôle de coordination entre l'équipe des chercheurs* [en sciences humaines et l'équipe médicale] » (FG 1L.1060).

Anne souligne l'écart entre le projet initial de recherche et la réalité de sa réalisation, à travers le prisme des patients : la réalité de leurs besoins et la nécessité de s'y adapter mais également l'importance de la relation établie en recherche compréhensive entre le patient et le chercheur dans laquelle la réciprocité en lien avec le statut d'égalité entre tous est fondamentale. Ce qui apparaît comme sa « gr*osse frustration* » semble se situer au niveau du différentiel entre recevoir et rendre, car elle dit avoir beaucoup reçu des patients et le *coût* relationnel qu'elle évoque renvoie davantage au fait d'avoir été empêchée d'assurer complètement le travail de recherche tel qu'il était prévu. Ici, c'est toute la cohérence et la légitimité de la réalisation du projet qui sont remises en cause.

> Anne : *Certains avaient du mal à écrire, il y avait des hospitalisations fréquentes. Le planning qui avait été prévu pour le recueil des données était absolument impossible à respecter. Et puis assez rapidement – il y avait à la demande aussi d'ailleurs des malades – a été décidé que pourraient se faire des entretiens à l'hôpital ou au téléphone ou en visio, etc... Et donc assez rapidement, je me suis rappelé dès le premier entretien en fait ce qu'un ami cher, Jacques Ardoino, m'avait dit souvent alors qu'on parlait de différentes situations de recherche et de vie d'ailleurs :* ***« il y a pas d'économie possible dans la relation, et encore moins dans la relation de recherche ». C'est-à-dire qu'à un moment effectivement, la relation de personne à personne englobe la situation de***

recherche. Et donc j'ai su très vite que ça allait me coûter (Rire.) Que ça allait me coûter, mais que j'allais aussi beaucoup recevoir. Et j'ai énormément reçu.
Donc là grosse frustration dans cette recherche, c'est que j'ai reçu beaucoup à un certain moment avec dans l'idée que j'allais pouvoir aussi rapidement restituer d'une certaine manière. Voilà, ce partage qu'il y allait avoir au niveau des interprétations des résultats de la recherche, de la publication, allait me permettre de rendre en partie de ce que j'ai reçu en tant que chercheur et de ce que j'ai reçu en tant que personne.
Parce que les entretiens qui ont été menés m'ont beaucoup appris à titre personnel et m'ont beaucoup touchée. Voilà, il y a eu... ça a été une recherche qui n'a pas toujours été évidente, on suivait chacun quelques malades. J'ai eu la malchance voilà d'en perdre deux au cours de la recherche, deux qui sont décédés dont l'un que j'ai pu accompagner à plusieurs reprises à l'hôpital. Vous voyez que ce sont quand même des liens qui se tissent et qui sont forts, et qui sont précieux (FG1 L.1084).

Par la suite, Anne évoque le poids institutionnel, académique et symbolique lié aux pratiques expérimentales en médecine qui peuvent entrer en tension avec d'autres attendus académiques en sciences humaines. Elle parle de la nécessité pour l'équipe médicale porteuse du projet, de publier un article *princeps* dans une certaine catégorie de revue, avant tout autre publication, pour asseoir et faire reconnaître les résultats obtenus. Cet article princeps ayant été refusé, les étapes ultérieures de production scientifiques ont été oblitérées alors même que des écrits potentiellement co-produits avec les co-chercheurs auraient pu être valorisés dans des revues de sciences humaines. Il a fallu attendre des années avant que des articles en sciences humaines soient édités sur cette recherche :

Anne : ***quand on a voulu commencer à diffuser, le professeur qui était en charge pour la partie médicale de la recherche*** – *et qui était décisionnaire autant que les autres, il suffisait qu'un des acteurs ne soit pas d'accord pour quelque chose pour qu'on ne puisse plus avancer* – ***a refusé qu'on restitue***

nos malades tant que n'était pas produit un article, princeps comme il disait*.* *Voilà, l'article dans une revue médicale. Or cette recherche, elle a été commanditée par la Fondation Z. Et c'était une recherche qualitative qui ne se prêtait pas du tout à ce type d'article.* ***Et on s'est trouvé bloqué dans le dialogue. Nous n'avons pas réussi à faire entendre notre point de vue. Et nous sommes restés, la recherche s'est achevée sur une impossibilité de communiquer les résultats aux malades et sur une impossibilité de publier dans des revues en science humaine qui s'y seraient beaucoup plus prêtées****.* *Donc en fait, on a quand même eu une publication pendant la recherche où nous avons pu présenter la méthodologie avec l'accord donc de tous les acteurs. Mais à la fin on n'a pas pu aller plus loin. Et puis il y a eu aussi une forme de chantage de l'équipe médicale...* (FG1 L.1100).

Enfin, Anne fait écho au dernier entretien qu'elle a eu avec Max, l'un des patients qu'elle a accompagnés dans le cadre de cette recherche, et souligne avec d'autant plus de gravité que ce sont les derniers mots qu'elle a recueillis :

Anne : *Et donc* ***dernier moment où on s'entretient tous les deux. Et il me dit deux choses en fait, la première c'est qu'il est content d'avoir participé et espère que son témoignage aidera, voilà. Et là-dessus, j'en étais certaine à ce moment-là, et je lui ai dit : « bien sûr ». Donc cette promesse-là, je n'ai pas pu la tenir. Bon, il m'a aussi demandé de prendre soin de moi.*** *Et bah je peux vous dire qu'il y a pas une journée sans que je pense au conseil qu'il m'a donné et sans que m'efforce au moins de réaliser ça, puisque le reste pour l'instant je ne peux pas grand-chose quoi* (FG 1 L.1242).

Nous pouvons dire que sa contribution comme celle des autres patients de cette recherche ont contribué à nourrir la réflexion sur les recherches participatives en santé.

Christine, chercheure, responsable de l'une des équipes en sciences humaines, rappelle que la rédaction du projet initial avait déjà pris environ 6 mois avec des aller-retours, notamment en lien avec le comité de protection des personnes (CPP), qui avait joué un rôle « éthique » en faveur des patients.

> Christine : *Et qui permettait justement de mettre un certain frein... comment dire, la fièvre du service hospitalier qui voulait clairement... et peut-être vous pouvez aussi me contredire là hein.* ***Moi j'ai eu l'impression que dès le départ, c'était juste avoir ces données pour en faire en effet un article dans une revue américaine, pour que cette thérapie... – qui était quand même tout à fait innovatrice et très intéressante, sinon on s'y serait pas lancé – puisse être cautionnée.***
> *Donc on était...* ***il y avait vraiment aussi des moments d'interface où les chercheurs étaient considérés comme, je veux pas employer un mot très fort, mais en fait des imbéciles quoi, c'est des réalités.*** *Dans leur tour d'ivoire qui n'avaient... qu'est-ce qu'ils faisaient là, etc. Il y avait des... à des moments une grande violence verbale aussi, verbale qui te renvoyait à... voilà. Donc on a voulu quitter pendant... personnellement moi je... et là vraiment Anne a fait un travail absolument remarquable. Tenir la recherche ensemble, avoir tenté de concilier, tenté justement d'être le tiers. Du coup en tant que chercheur tu* [s'adressant à Anne en tant que coordinatrice] *devenais le tiers pour... voilà, pour que cette violence en fait puisse un peu être détournée. En fait quelque part ça n'allait pas assez vite. Et donc personnellement moi je sais que je ne suis plus venue à partir d'un moment à ces réunions de comité de pilotage. Parce que, excusez-moi d'être très très vulgaire, on s'en prenait plein la gueule. La question du respect, d'irrespect, de voilà* (FG1 L.1140).

Christine précise ensuite qu'elle a « *comme Anne énormément appris avec les patients* » (L.1151) mais, qu'elle a également appris à essayer de « *détecter en fait dès le départ ce qui tique* » (L. 1150) dans le dispositif de recherche, pour éviter toute nouvelle méprise de ce genre.

Elle revient *in fine* sur l'importance en recherche de la transmission des savoirs expérientiels et du partage de ces acquis par-delà la singularité du sujet qui les élaborent. Elle mentionne alors la démocratie sensible de Foessel et la finalité de la recherche et du travail du chercheur. Pour qui et à quoi œuvre-t-il ?

> Christine *: En tout cas, il y a nous, mais il y a eux aussi. C'est-à-dire* ***dans cette transmission et dans les entretiens****, bien sûr on leur parlait de ça.* ***Pourquoi on va faire des entretiens, c'est pour avoir des données pour créer un article. Oui, bah c'est le chercheur-là, hop qui complète son CV. Non, il était question d'autre chose, c'est-à-dire d'une véritable altérité au sens très large du terme. C'est-à-dire construire vraiment cette démocratie sensible de Michaël Fœssel avec ces récits****. Voilà. Et donc, ça donnait en fait une puissance, c'est ça le pouvoir de l'intime, ce que j'ai par ailleurs écrit avec Valentin Bardawil dans un livre, « le pouvoir de l'intime ». C'est-à-dire il y avait un pouvoir, et un pouvoir qui s'incarnait aussi :* ***« je sers à quelque chose. Ce que je vis sert à quelque chose, je peux le partager et d'autres vont pouvoir s'en nourrir. Donc des ressources de cette intime partagée qui me font pouvoir me tenir droit dans ce qui m'arrive, cette maladie, etc****.* (FG1 L.1227).

Jean-Claude a également participé à la recherche aux côtés des chercheurs, il évoque l'amertume de ces derniers eu égard à cet écart entre le projet initial et sa réalisation, qui se comprend à ses yeux au niveau d'un différentiel d'intentions scientifiques : une recherche scientifique de type expérimentation visant à objectiver l'efficacité d'un protocole thérapeutique d'un côté ; une recherche scientifique à visée compréhensive sur le vécu de la maladie des patients, de l'autre, *via* la sollicitation de récits écrits mis en commun, de l'autre :

> *Jean-Claude : Ça pose évidemment la question de la collaboration entre des équipes pour qui les enjeux de la recherche au fond ne sont pas les mêmes, et n'ont pas été clairement définis. Malgré un protocole, une charte je sais pas, qui faisait 40 pages.*

Mais en fait, les intentions des uns et des autres n'étaient pas les mêmes. Nous, nous avions l'intention de recherche qualitative qui est le principe même de la recherche biographique. Du côté de l'équipe médicale, il y avait une intention sans doute de scientificité, mais qui devait servir de caution à une thérapie – une thérapie par ailleurs tout à fait remarquable. Parce que le professeur en question – dont nous ne citons pas le nom hein, comme nous n'avons pas cité le nom de la recherche – ce professeur sauve des vies, c'est bien clair (FG1 L.1189).

Pour Jean-Claude, il ne s'agit nullement de remettre en question la compétence professionnelle du soignant ; il s'agit d'expliciter dès le début d'une recherche participative, les buts visés par les protagonistes de la recherche avant de s'y engager. Il évoque l'article d'Anne paru en 2020 qui recense précisément les dysfonctionnements évoqués et souligne combien il importe de se demander ce que veut dire « *s'engager dans une recherche* », *a fortiori* de type participatif ajouterions-nous, afin d'éviter ou tout au moins de limiter les malentendus, car « ***c'est très destructeur au fond*** » (FG1 L.1196).

Effets de résonnances dans le groupe et auprès des observateurs

Sophie, chercheure en sciences humaines a aussitôt témoigné du fait qu'il lui était arrivé une expérience similaire dans l'une des recherches auxquelles elle a participé, où une différence de méthodologie et de finalité du même ordre était finalement apparue « *autant au début ça l'intéressait de travailler sur des recherches quali avec des malades, autant à la fin, quand il s'agit de publier, il est resté campé sur sa position de médecin* » (FG1 L.1260). Elle évoque « la question du bras de fer qui s'est engagé » avec l'équipe de médecine et dit, depuis cette recherche, avoir appris deux choses :

> Sophie : ***depuis cette recherche, je mets énormément d'attention à la question de la diffusion des résultats ensuite en ne se cantonnant pas aux publications*** *scientifiques, aux conférences et à tout format académique, mais qui pour moi aujourd'hui passe nécessairement par des formes de médiation comme le théâtre, le cinéma, le documentaire, éventuellement la BD, si c'est possible ou le livre...* ***ça a complètement changé mon rapport à la recherche fondamentale et à la recherche participative****. Et deuxième point, que je souhaitais évoquer, c'est qu'en fait dans la question du bras de fer qui s'est engagé comme vous avec l'équipe de médecine, eh bien la solution moi que j'ai trouvée ça a été finalement de dire « vous voulez me faire publier un article dans une revue médicale avec une méthodologie qui n'est pas la mienne , je vais essayer ça leur a pas convenu ... par contre j'ai publié dans des revues de sciences humaines en ne citant pas l'hôpital, en ne citant bien évidemment pas le service et le nom du médecin* (FG1 L. 1276).

Hélène F., maman d'un adolescent polyhandicapé, scientifique de formation, travaille actuellement dans une association de patients atteints de maladie rare avec déficience intellectuelle, fait retour sur la question de la légitimité largement évoquée durant le *focus* en précisant combien la pluralité de ses propres expériences et le fait que son fils ne soit pas porteur de la même pathologie que ceux de l'association tout en ayant parfois des problématiques proches l'aident à assurer le rôle de « *chargée de mission dans le suivi de la recherche* » (FG1 L.1323) réalisée dans l'association. Elle évoque également la situation des patients à qui il est demandé de remplir de longs questionnaires de recherche, sans qu'il leur soit rien rendu en retour. Leur participation équivaudrait ici au premier niveau de participation correspondant au captage des données. Le fait qu'il n'y ait aucun retour alors même que renseigner ces questionnaires demandent beaucoup de temps et d'énergie pose la question de la prédation en recherche : prendre sans rien donner en retour ?

> Hélène F : *à propos justement des retours quand on fait de la recherche participative et qu'on implique nos patients sur la question du retour un petit peu par rapport à ce qu'on leur promet, et de l'investissement en temps que nous pouvons passer à renseigner et à documenter les études*
> *En tout cas, c'est toujours dans le cadre...* ***mon rôle de suivi, enfin chargé de mission pour le suivi de la recherche de l'association en question. Je suis très souvent en lien avec des chercheurs qui sollicitent et qui... qui sollicitent les patients pour de très très longs questionnaires. En tout cas c'est des questionnaires médicaux le plus souvent.***
> ***Et donc les patients, les familles, sont énormément sollicités. Donc moi comme c'est mon rôle et que je voudrais faire aussi avancer la recherche et que ça... c'est mon rôle, donc j'ai tendance à inciter les familles à participer. Et je leur explique l'intérêt qu'elles peuvent avoir.*** *Alors effectivement comme ces questionnaires ne sont pas tout le temps dans des protocoles de recherche définis – et des fois,* ***j'ai notamment en tête une plateforme qui ne constitue pas en soi une étude de recherche avec une plateforme participative et qui incite les patients à renseigner des questionnaires très très longs sur leur maladie****... Pardon, excusez-moi, j'ai perdu le fil.*
> *...* ***Donc là, la question qu'on se pose tous en ce moment avec l'ordre de l'association c'est inciter les chercheurs ou les professionnels, quand ils demandent aux familles de passer énormément de temps à documenter des informations pour la maladie, le minimum des minimums c'est qu'on récupère au moins ce qu'ils ont rempli. C'est-à-dire le formulaire avec leur réponse. Donc voilà, je sais pas ce que vous en pensez, mais parce que pour moi ça, typiquement c'est des supports qui sont à la fois utiles aux patients pour la suite, qui sont une des étapes. Alors là, je parle même pas de récupérer l'ensemble de l'analyse des données compactées au niveau d'une cohorte. Mais pour moi le minimum c'est qu'à titre individuel, les gens récupèrent les infos qu'ils ont.***

Ensuite, il y a une autre question qui est plus la coordination des différents chercheurs pour ne pas solliciter les patients de manière répétée sur des questions qui sont finalement les mêmes, mais pas posées de la même manière. 2:23:07 (FG1 L.1351).

Hélène F. poursuit ensuite en donnant son propre témoignage en tant que participante à une recherche portant sur la communication augmentée et alternative propre, afin de favoriser les échanges avec des personnes, qui comme son fils éprouvent des difficultés de communication.

La vision qu'elle donne du questionnaire long, précis, qui demande du temps pour être rempli, se transmue en support didactique dans le cadre d'une méthodologie d'enquête qui comporte également d'autres outils comme des entretiens de face à face en visio avec une orthophoniste.

> Hélène F. : *Et* ***ce que j'ai trouvé intéressant, ce questionnaire, il a permis de formaliser les choses qui, comme je le disais tout à l'heure, étaient dans le fonctionnement quotidien avec mon fils un peu de l'intuition. Et finalement, j'ai vu en question écrite des choses qui étaient des évidences, mais qui étaient plus évidentes quand elles étaient écrites sous forme de question. Donc ça, c'était un premier élément que je trouvais qui… voilà, ce que ça m'a apporté.***
> *Et* ***ensuite la deuxième partie en entretien, justement comme vous disiez que tout à l'heure c'est pas la même modalité d'expression, donc on dit des… d'autres choses. Donc il y a des choses que j'avais écrites dans le questionnaire que j'avais complètement oublié, que j'ai raconté autrement. Et puis ce qui était encore plus drôle et intéressant, c'était dans la deuxième partie de l'entretien qui s'est passé en deux étapes. Mon fils est à côté de moi,*** *c'était pendant mon congé.* ***Mais j'ai trouvé que c'était quand même vachement plus intéressant que mon fils soit à côté de moi et qu'il illustre de temps en temps parce que je parlais de lui. Je me tournais pour le regarder, je lui disais : « tu vois, je parle de toi ». Et je trouvais que ça illustrait en direct quelque chose qui***

finalement restait assez théorique sur le papier. Donc j'ai trouvé ça assez riche à la fois pour moi parce que ça m'a permis de mettre des mots sur les choses qui finalement étaient des évidences (FG1, L.1402).

Par la suite, Hélène F. précise l'importance du vocabulaire employé non seulement pour obtenir le consentement de la personne avec laquelle un entretien sera réalisé mais tout au long de l'échange avec elle, y compris en rapport avec le domaine de spécialité du chercheur auquel la personne s'adresse dans l'entretien. Pour avoir participé à des entretiens de recherche, elle explique avoir été gênée de ne pas savoir d'emblée dans quelle discipline s'inscrivait le chercheur venu l'interviewer :

> *...* ***il faut effectivement une ouverture des chercheurs pour continuer d'adapter ce vocabulaire****. Juste un petit point de détail, moi qui m'avais... qui m'a questionné* ***dans le formulaire auquel j'ai été soumis, c'était qu'on nous donnait les noms et les fonctions des chercheurs de l'équipe... de chacun des chercheurs des membres de l'équipe. Mais on nous donnait leur position en tant qu'enseignant-chercheur et leur université, mais j'avais pas leur spécialité en tant qu'économiste, sociologue****. Et je trouve que c'est un élément... alors il se trouve que je me suis renseignée bien sûr ou que je les connaissais déjà.* ***Mais ça peut être intéressant pour savoir quelle est la porte d'entrée par rapport à la spécialité des personnes, même si l'interdisciplinarité est dans ce cas-là aussi un des points clés. Mais c'est intéressant à discuter. Est-ce qu'on veut que l'équipe de recherche se présente avec une casquette ou plusieurs casquettes, avec une entrée sur sa spécialité, sa discipline ? Ou est-ce qu'on veut fondre, parler d'interdisciplinarité et ne pas le dire ? Mais je pense que c'est quelque chose qui doit être discuté et réfléchi, voilà. En tout cas moi, ça m'a manqué****...* (FG2, 2792).

Ces questions de vocabulaire conduisent à évoquer avec Sophie Arborio, l'importance d'autres formes de diffusion des savoirs de la recherche, en particulier lorsque celle-ci est participative. Hélène F. donne l'exemple d'une pièce de théâtre vue il y a peu et qui l'a faite réfléchir :

> *... **j'ai assisté récemment à une pièce de théâtre**, une mise en scène **suite à un livre de témoignage sur un vécu de parents d'enfant polyhandicapé. Et j'ai trouvé que c'était une médiation extraordinaire. Alors là c'était pas un sujet de recherche, c'était on va dire un simple témoignage d'une famille, mais qui avait une portée et une résonance qui est absolument extraordinaire.** Et donc maintenant, ils sont en train d'essayer de diffuser cette pièce de théâtre auprès du public cible qui sont les parents des enfants de l'établissement* (FG1, L.1299).

Bruno, chercheur observateur, est invité à prendre la parole. Il commence par évoquer combien les échanges lui ont donné « *l'impression que **la collaboration malade-chercheur, je l'ai vue comme un au-delà de la maladie, un au-delà de la recherche*** » (FG1 L.1555).

Cet au-delà qui se décline à trois niveaux :

> *Premièrement au-delà de la forme initiale un peu. Ça a été dès Hélène dit, ça m'a permis de structurer, de donner une forme. En plus, ça a une forme qui est un bel objet, donc autre chose un objet artistique* (FG1 L.1562) ... *et du côté chercheur, dépasser, aller au-delà aussi des formes de recherche traditionnelle* (FG1 L.1566) ;
>
> *[deuxièmement] au-delà du temps de la maladie et au-delà du temps de la recherche. Avec cette idée de dossier sans fin. Christine a dit aussi ça devait continuer, en fin de compte ça devait continuer. Et puis en fin de compte, là ça va pas continuer. L'idée qu'en fin de compte cette recherche collaborative, elle va recommencer, enfin quand on a commencé ce travail, il nous amène à recommencer, à reconstruire inlassablement un peu dans un au-delà du temps* (FG1 L.1572) ;

Et le troisième axe, c'est aller au-delà de sa place... la place comme territoire, la place comme posture, la place comme histoire personnelle, la place comme position, la place comme rôle. Il y a eu tout ça avec... et là aussi, quand Elisabeth a dit : « sans le vouloir, j'ai fait de la recherche » avec une contagion aussi des places, un questionnement sur la légitimité, c'est un mot aussi qui est revenu beaucoup de cette place.

Mais l'idée que de toute façon cette recherche collaborative va bousculer notre place et notre territoire. Avec les malentendus, il a été question avec les questions d'intrusion, avec les questions aussi de limite, « jusqu'où je peux accepter qu'on ne respecte pas ma place ». Ça a été aussi très fort dans ce qu'a dit Anne, jusqu'où on peut accepter qu'on ne respecte pas ça (FG1 L.1580).

Séverine, chercheure en socio-histoire de la santé, donne ensuite son retour en tant qu'observatrice. Elle mentionne des questions concernant le but de la recherche : ses effets à la fois bénéfiques « ... *quand elle aide à se reconstruire* » (FG1 L.1595) en écho aux propos d'Hélène C. : « *donc ça peut être tout à fait intéressant pour les patients, et puis pour mieux se connaître et connaître les autres* » mais également « *destructeurs* » (FG1 L.1598) ; ainsi que sa portée ou sa valeur :

> ... ***Que vaut la recherche quand la personne n'est pas considérée comme un sujet, et qu'on la prend comme un objet****, y compris dans la thérapie. Je me dis : « quand on a un traitement où on ne considère pas la personne comme faisant partie intégrante du traitement, que vaut le traitement ? ». Donc là, ça peut être le cas aussi pour la recherche, y compris donc dans sa légitimité ou dans sa scientificité. Que vaut la recherche si justement on extrapole,* ***que vaut la recherche si on ne prend pas en considération l'autre ? Que vaut la recherche si on ne confronte pas ces analyses ? Et du coup que fait le... qu'est-ce qu'on fait nous quand on peut pas montrer nos analyses, parce que ce sont des périodes qui sont anciennes. On est obligé de confronter aussi avec d'autres***

> ***éléments***. *Donc il y a ce... comment, ce travail minutieux de la recherche qui doit prendre en compte l'autre. Et même quand l'autre ne parle plus en fait* (FG1 L.1629).

Julia, chercheure observatrice, **fait écho à la « *violence* »,** « *violence institutionnelle, violence verbale... la violence envers le patient* ».

> Julia : *C'est que j'ai entendu la violence envers le patient, j'ai entendu la violence envers les chercheurs, envers les professionnels, mais aussi entre les différents acteurs* ***avec cette question d'incompréhension entre les uns et les autres, entre les attendus des uns et des autres qui forcément va poser la question des places respectives*** (FG1 L.1650).

Elle mentionne également le paradoxe apparu entre se montrer proche tout en étant à une certaine distance :

> *Et puis ça peut sembler* ***aussi assez paradoxal, mais on a une tension entre voilà « il faut que je prenne de la distance, il faut que je sois neutre ; mais en même temps, il faut qu'il y ait une certaine relation de proximité*** (FG1 L.1655).

La recherche participative renverrait ainsi fondamentalement à un mouvement en perpétuelle tension.

Claire, doctorante, revient sur la notion de récit qui est son objet d'étude. Elle fait retour sur l'expérience de recherche présentée par Anne, Christine et Jean-Claude, dans laquelle « *la notion de récit est abordée comme objet de recherche scientifique* » (FG1 L.1691) alors même que le récit qui en est fait renvoie à un « échec » équivaudrait pour Claire à « *un vide sémantique c'est-à-dire qu'on ne peut pas se représenter le récit du patient après cet échec* » (FG1 l.1695).

Claire mentionne outre l'idée « *d'une sortie de la forme canonique du récit* » (FG1 L.1698), une « *identité qui est non identifiée et mouvante* » (FG1 L.1710).

> Claire : ***On propose que le récit, le partage de la recherche se fasse autrement par des formes artistiques différentes, mais aussi il y a des formes plus fragmentaires****.* ***On accepte que le récit ne soit donc pas une construction unitaire et unifiée.*** *Et donc on va même jusqu'à la question. Et j'ai trouvé que c'était vraiment très intéressant d'avoir le retour d'Hélène (F.) sur cet aspect-là, de* ***voir qu'en fait formuler des choses sous forme de question peut permettre aussi de dénouer des vécus d'aidants, et aussi certainement des vécus de patients. Donc la question peut-être comme solution****, j'ai trouvé que c'était très intéressant* (FG1 L.1704) *;*
>
> *… on a beaucoup parlé d'identité, finalement il s'agit* ***d'une identité qui est non identifiée et mouvante****. Puisque nous sommes toutes les deux sur deux terrains, et il est bien souvent difficile de gérer ce double terrain vis-à-vis de la recherche pour trouver sa légitimité.* ***Puisqu'on peut nous reprocher d'avoir un lien émotionnel avec le sujet, ce qui est assez compliqué à gérer dans un cadre professionnel. Et puis de l'autre côté, bah oui en effet comment gérer les liens mêmes si par exemple dans votre cas vous échangez avec des gens qui ne sont pas atteints des mêmes pathologies que votre fils*** *(en écho aux propos d'Hélène F.)****. Ça crée quand même des échos en vous, et ça peut créer des émotions qui sont parfois inattendues. Donc voilà, il y a une évolution des identités, et il y a des identités qu'on n'a pas encore qualifiées*** *(*FG1 L.1717).

Cécile, chercheure observatrice, va clôturer ce focus sur la notion de « *partage biographique* » (Mailleux, 2013) (FG1 L.1733) en établissant explicitement des liens avec les propos développés par Elisabeth et Hélène, tout en partageant à son tour quelques événements autobiographiques.

Cécile : *Ce partage biographique – et je vais y vendre aussi à ce moment-là un petit peu mon expérience personnelle de malade et de chercheur sur un terrain brésilien –* ***ce partage, il donne à lire une « communauté d'expérience » et dans laquelle les patients, mais aussi les accompagnants, peuvent trouver différentes ressources analytiques, émotionnelles, tactiques****. On a vu que* ***ce partage était l'occasion aussi de mettre des mots sur des expériences individuelles en y trouvant une compréhension plus collective*** *(Mailleux, 2013). C'est-à-dire par exemple* ***la conscience d'avoir en commun le fait d'être méprisé, moqué, ou de faire l'objet de déni de la part de certains professionnels de santé. Tu disais (Elisabeth) : « on ne nous croit pas ».***
Alors ***à titre d'exemple personnel, j'étais diagnostiquée fibromyalgique en 2008 après un parcours, une errance diagnostique de plus de 10 ans. Et c'est plusieurs années plus tard que j'ai pris conscience que c'était une expérience de genre*** *ce que j'avais vécu, une expérience de genre dans la pratique de la médecine. Puisqu'on me disait à cette époque-là que si j'avais mal, c'était normal parce que la nature avait horreur du vide et que j'irais beaucoup mieux quand j'aurais eu un enfant* (FG1 L.1745).

Avec l'aide de Mailleux (2013) qui analyse les récits de paysannes brésiliennes pauvres en contexte de grande violence (exploitation économique, violations des droits, impunité …) comme des formes de « résistances cachées » (Scott, 2009), Cécile établit un parallèle avec les récits échangés entre les patients et les proches aidants sur son terrain brésilien. Ces moments de partage offre à ces derniers des espaces de comparaison, d'évaluation, de validation de leurs propres expériences, à l'aune de celles des autres, des savoirs pratique (comme adapter un traitement…) ; ils y trouvent également des formes de soutien émotionnel (rompre l'isolement, reconnaitre la subjectivité de l'autre et ses affects, apporter du crédit à son témoignage…) ; mais encore de « la force » pour affronter des pratiques professionnelles ou institutionnelles parfois maltraitantes (« ne plus se laisser faire », « dire les choses », ne plus subir les remarques qu'on estime déplacées…).

Cécile reprend certaines formulations d'Elisabeth pour lui proposer ensuite d'autres prolongements, notamment concernant ce qu'elle qualifiait de manque d'empathie chez certains soignants. Elle annonce ainsi en passant par le partage d'éléments de sa propre biographie, un angle d'analyse ouvrant sur des rapports de pouvoirs traduits non seulement en termes de savoir, mais également en termes de statuts, de rôles entre médecins-soignants, patients et proches comme en écho à un fonctionnement de la société de référence. La question de la démocratie en santé, implicitement posée en écho à la démocratie de l'intime évoquée par Christine et repris par Cécile, renvoie précisément aux enjeux d'une socialisation des récits de l'intime, ces récits biographiques, qui permettent de ne plus seulement subir mais d'affirmer son point de vue en tant que sujet.

> *Et donc quand tu parles Elisabeth de légitimité hein, tu dis au départ : « les patients, ils sont fermés parce qu'on a peur que les autres ne nous croient pas », ça fait penser, on en a parlé, c'est…* ***ne pas croire l'autre, ne pas croire son témoignage, sa capacité à témoigner de façon fiable évoque cette inégalité épistémique dont on en a parlé. Mais je dirais que c'est pas juste un manque d'empathie des médecins. Lorsque les médecins ne nous croient pas, c'est aussi une ignorance active*** *(Medina, 2013)****, c'est une ignorance produite intentionnellement****. Et c'est une ignorance ce déni ou ce manque d'intérêt pour les plaintes de l'autre. Vous avez vraiment à problématiser ceci* ***comme un rapport inégalitaire moi je dirais de genre, de sexe, aussi de classe*** *et dans d'autres contextes de racialisation. Ici, a priori ce n'est pas le cas. Et* ***ce partage biographique, il va s'accompagner aussi de façon plus générale d'une dénonciation de certaines valeurs qui sont associées au monde médical,*** *et là ça va effectivement dépendre, tu parlais…* ***tu disais à un moment donné : « j'ai pris conscience de mes droits ». Ça va dépendre aussi de la***

façon dont on se représente la santé, est-ce que c'est une santé citoyenne, droit devoir, est-ce que c'est une santé, une pratique assistancielle, paternaliste envers les plus démunis. *Et donc ces partages, ces témoignages, quelqu'un parlait du partage de l'intime,* ***ça exprime aussi de façon plus ou moins conscientisée une certaine vision des rapports entre médecin et patient****. Des rapports parfois inégaux, alors en fonction des contextes, inégaux, autoritaires et paternalistes, et* ***qui vont révéler certainement de façon plus générale les relations dans une société.*** *Et puis* ***ce partage permet aussi une forme de contestation, quand tu disais : « je me laisse plus faire ».*** *Et cette contestation va s'exprimer de façon plus ou moins ouverte, plus ou moins cachée* (Scott, 2009) *en discutant par exemple l'expertise du médecin* (FG1 L.1763).

Cécile poursuit en reprenant l'expérience du carnet d'Hélène C. et prolonge les débats en établissant un lien avec le travail de l'ethnologue Mossière dans son article de 2021, intitulé « Sens et confidence dans les guérisons contemporaines : quelques moments ethnographiques thérapeutique au Québec », à propos du rôle du chercheur comme « *médiateur de la confidence* » et « *thérapeutique des altérités* » (FG1 L. 1783) pouvant contribuer à l'élaboration d'une identité narrative en référence aux travaux de Ricœur (1983-1985). La présence d'une **« altérité distancée »** incarnée ici par la figure de l'ethnologue, **permet de « catalyser un processus de mise en sens »** (Mossière, 2021, p.20).

Ainsi, le chercheur et la démarche de recherche compréhensive, —« l'écoute attentive », la « neutralité relative », la « posture de retrait » (Mossière, 2021, p.22), offrent à l'interlocuteur une **« tribune intime »,** qui **permet *« l'expression verbale et non verbale des tensions ou des émotions accumulées en accueillant l'autre aussi dans son langage symbolique »* (*Ibid.*, p.24).** L'observatrice fait alors le parallèle entre cette « tribune intime et sécuritaire » et la question actuelle de certains milieux militants sur les espaces « *safe* » ou espaces dit « intellectuellement sécurisés ».

Perspectives : Des échanges d'expériences allant du « vivre avec » singulier au nous, commun de la discussion

Les *focus groups* ont permis des échanges d'expériences singulières dans lesquelles la radicalité de l'altérité fut d'autant plus perceptible, qu'elle était reliée à des éprouvés de chair et d'âme qui ont pu être exprimés et entendus alors même que ces derniers étaient dus à une méconnaissance des vécus au quotidien et des ressentis des personnes malades et de leurs proches aidants en matière d'isolement, d'incompréhension, voire d'indifférence, notamment de la part de certains professionnels.

Des expériences partagées, qu'est-il possible d'en dire réellement ? Sophie Arborio, dans la Note de Synthèse de son HDR[5] soutenue en 2017, fait mention de l'expérience intuitive, en citant Claire Petitmengin :

> … dans cet espace, où nous ne trouvons plus aucune prise, plus rien qui soit réductible au même, au connu, où nous ne savons et ne pouvons rien, nous-mêmes nous ne sommes pas. Et pourtant, rencontrer en nous cet espace nous rend notre identité, notre entièreté (Petitmengin, 2001, p.306, cité par S. Arborio, 2017, p.147).

Il y aurait ainsi comme un paradoxe, celui du partage de l'intime extrême de l'expérience sensible de la maladie vécue dans son corps de chair (Janner-Raimondi, 2021), de son accompagnement ou du soin, en soi quasi « intraduisible » et de son appréhension quasi intuitive s'ouvrant sur une compréhension mutualisée, liée à ce partage.

---

[5] Arborio, S. (2017). Savoirs, incertitudes et expériences en santé. À propos de la périnatalité et des épilepsies sévères. Université de Lorraine.

S'agit-il ici comme le pense Sophie Arborio d'une connaissance de la maladie, issue du vécu quotidien, qui devient également objet d'une reconnaissance par identification, ou bien s'agit-il d'une intuition partagée à visée compréhensive ou bien encore d'un phénomène de compréhension lié à la mise en œuvre du processus d'empathie ? Il est encore difficile de démêler où se situe exactement et de quelle façon procède cette compréhension ? Pour autant, le partage suivi de discussions telles qu'elles ont eu lieu dans les *focus groups* produit une reconnaissance de la personne qui énonce son expérience singulière et lui attribue une pertinence qui prend forme de légitimité.

Les recherches à visée participative engagent ainsi des « dires de soi » et ces partages d'expériences vécues fonctionnent comme des **opérateurs de médiations** entre les expériences antérieures aux échanges et la vie après ces échanges en groupe. Où se situent ces médiations ? À première vue, elles se situent tout d'abord au niveau du passage entre le singulier du vécu intime de l'expérience et son expression passant ainsi d'un vécu de chair à une traduction dans le véhicule langagier ; puis à un second niveau, entre la singularité de l'expérience dite et son partage qui permet de passer *via* cette mise en commun à un « nous ». Notons que ce second niveau avait déjà été repéré lors de l'étude des pratiques de *Conseils d'élèves* (Janner-Raimondi, 2010) à l'aune d'une éducation démocratique, lorsque des enfants ayant vécu des événements jugés par eux comme injustes venaient non seulement les communiquer en *Conseil* mais également les discuter, notamment pour trouver ensemble des éléments de prise en compte à fins de réguler le vivre ensemble. Le propre de la vie démocratique engage ainsi un partage des « dires de soi », sans toutefois s'y arrêter, car la visée consiste en une amélioration du vivre ensemble, une forme de régulation.

Au-delà, la mise en commun des « dires de soi », Sophie Arborio (2017) situe une médiation dans le passage entre l'instabilité des expériences vécues à la - relative - stabilité des mots sur le vécu.

En outre, nous partageons son point de vue, considérant que « les formes d'éducation thérapeutique doivent pouvoir s'appuyer sur une telle qualité de transmission narrative incarnée, vecteur d'identité commune » (2017, p.148). Nous pourrions l'étendre aux préconisations en faveur des sciences participatives à visée démocratique.

En effet, les *dires de soi,* mis en commun et discutés en groupes pluri-catégoriels ne relèvent pas tant d'une représentation langagière d'un vécu mais traduisent plutôt **des « savoir être avec »**, qui potentiellement contribuent au prendre soin lui-même.

Nous touchons ici l'enjeu propre des apports des Lettres, Langues, Sciences humaines et des sociétés, dès lors qu'elles touchent aux questions de démocratie en santé : la possibilité de passer du sensible au rationnel, de l'éprouvé au discursif, du vivre au dire, du dire au faire, du vivre, du dire et du faire au réfléchir ensemble à comment vivre avec, mieux, sans dénigrer ni le sensible, ni l'éprouvé, ni le dire métaphorique ou poétique. Une autre façon de faire science et de la dire, la diffuser s'ouvre alors, précisément parce que les savoirs expérientiels ne sauraient être réduits à leur objectivation sous peine de perdre leur potentiel d'émancipation des sujets.

Instabilités des freins et des leviers en recherche participative : des expériences passées à l'expérience commune

Carole Baeza, Nadine Esnault, Cécile Fontaine, Jean-Charles Verheye

L'enjeu de ce chapitre est de formaliser au mieux les invariants structurants toute recherche participative (RP) à partir du partage d'expériences de recherches participatives vécues. Pour ce faire, il nous a fallu d'une part tenir compte de la diversité des engagements, des ressources et des limites de chaque participant engagé dans ce travail d'analyse et d'autre part accepter que quelle que soit la programmation prévue celle-ci fluctue inévitablement en fonction des circonstances, des interrelations entre les participants mais aussi des temporalités dans lesquelles elles sont exprimées. Nous avons mené un travail aussi minutieux et attentif que possible, dans le respect des paroles tenues, afin de mettre en lumière certains points saillants utiles en ingénierie de recherche.

En avant-propos, il est important de préciser que notre questionnement de recherche à l'instar de Rosanvallon (2021) repose sur le principe d'un débat démocratique inachevé toujours à (re)mettre en discussion entre les acteurs concernés et à partager avec d'autres acteurs impliqués par ce même questionnement. De plus, bien que les auteurs du chapitre aient eu dans cette recherche participative des implications et des ancrages conceptuels différents, ceux-ci se rejoignent sur la reconnaissance pleine et entière du statut de sujet épistémique de chaque membre du groupe. C'est donc par le prisme d'une démocratie épistémique que toutes les paroles d'expérience ont été accueillies en reconnaissant à chacune d'entre elles autant d'attention et de valeur.

Carole Baeza s'est impliquée dans la recherche de différentes manières : dans l'élaboration du groupe de recherche ; dans la participation à la préparation des consignes des quatre *focus groups* (FG), dans sa vigilance concernant la parité, la fluidité et le soutien de la prise de parole et enfin dans l'observation des quatre FG. Précisons qu'elle ne s'est quasiment pas exprimée durant les FG. Son écoute s'est orientée sur l'égalité des savoirs et la production de connaissances du groupe en matière de partages d'expériences en RP. L'essentiel a été de considérer que quelle que soit la nature des savoirs exprimés, tous ont la même valeur. A travers deux questions cruciales qui consistent à se demander « de quels savoirs suis-je porteur au sein d'une RP ? Comment vais-je les partager avec d'autres ? » se dessinent une autre notion : celle de l'altérité que l'on retrouve à la fois dans le partage de savoirs mais constitutive d'une vision pluraliste de la démocratie.

Cécile Fontaine a pour sa part occupé le rôle d'observatrice, proposant des retours à la fin de chacun des FG à partir du concept de partage biographique, entendu comme « *la manière qu'ont les gens d'échanger leurs expériences, d'exprimer leurs opinions et leurs sentiments, de comparer ce qui leur arrive, de mettre en avant certaines valeurs* » (Mailleux, 2013, p.25) et sur la façon dont il peut servir de ressources aux patients/proches-aidant face à des situations de vulnérabilités multiples.

Nadine Esnault est docteure en sciences de l'éducation et de la formation. Ses champs d'intervention et de recherche portent sur les soins infirmiers, la construction du sujet en éducation thérapeutique du patient, l'ingénierie de projet de formation et le tutorat. Elle a rejoint la recherche en qualité de professionnelle de santé et de responsable du domaine clinique dans une SCOP qui accompagne les établissements sanitaires et médico-sociaux et différents professionnels de santé à mener des projets en faveur de la santé de la population. Elle a suivi les quatre FG, les temps d'analyse de contenu et participé à la journée de restitution des résultats avec d'autres acteurs de la société civile et des institutions en recherches participatives.

Jean-Charles Verheye est docteur en sciences de l'éducation et de la formation. Il a rejoint d'une part le groupe de recherche en sa qualité de professionnel de santé et de formateur-chercheur avec des personnes vivant avec une maladie chronique et des intervenants de santé ; et d'autre part en occupant la fonction de web régisseur. Cette place pensée et spécifiée dès le dépôt du projet, lui a permis de faciliter l'organisation des FG et des temps d'analyse en tenant compte au mieux des logiques, des modes de fonctionnement et des temporalités des différents participants. En ce sens, il a notamment accompagné individuellement deux patientes à la formalisation de leur journal de bord, à travers des temps de travail individuel adapté à chacun, en amont ou à la suite des temps d'échanges collectifs.

Si la diversité des expériences exposées permet de rendre visibles des problématiques qui autrement seraient restées dans l'ombre, toute la difficulté sera d'accueillir les points de vue divergents, minoritaires, qui nous sortent de notre zone de confort liée à notre discipline et/ou à nos pratiques, et d'en débattre. La question qui nous préoccupe est alors comment prendre en compte ces différents points de vue ? Qu'est-ce qu'ils éclairent ?

Ce sera à partir du partage biographique d'expériences et de la formalisation de ce qui aura été dit (rapport de recherche, ouvrage collectif et communications passées et à venir), que nous serons en mesure de produire de la connaissance qui abondera les recherches en Sciences Humaines et Sociales. Ce travail est notre contribution dans la manière de penser la RP.

Nos analyses reposent sur les paroles qui ont été classées selon en : 1/ La grille d'écoute que Carole Baeza avait préparée à l'occasion du FG2. Celle-ci se base sur le principe que nous sommes nos propres objets d'enquête puisque nous enquêtons sur nos vécus d'expérience ; 2/ Les différentes notes prises par les deux rédactrices durant les 4 FG ; 3/ Les journaux de bord tenus par les membres du groupe ; 4/ l'intégralité des retranscriptions des 4 FG. La finalité est d'émettre un avis sur ce qui permet et empêche le processus démocratique d'une RP. C'est pourquoi, les invariants de la grille, retenus correspondent au déroulement de notre propre recherche. Ils se découpent en trois étapes : l'élaboration du protocole de recherche, le processus de recherche et la diffusion des résultats.

Pour terminer cet avant-propos, soulignons que ce travail rédactionnel appelle les chercheures à la vigilance concernant leur propre positionnalité dans l'espace social, nos identités étant toujours façonnées de manière relationnelle à l'intérieur des hiérarchies de pouvoir, et la manière dont cette positionnalité modèle elle-même les hiérarchies de savoir (Godrie, Boucher & *al.*, 2020, p.4). Nos positions d'énonciation s'ancrent dans des expériences plurielles : celles d'être éprouvées personnellement par la maladie chronique ou d'être ou d'avoir été un proche aidant. Ainsi, il s'agit ici de deux paroles de chercheuses concernées par l'expérience de la maladie et les enjeux démocratiques de la RP.

Les invariants, ou les constantes de la recherche, sont ce qui structure les différentes étapes de la RP. Pour chaque invariant, nous avons recensé un ensemble non exhaustif de limites et de ressources. L'analyse montre que dans un même invariant, un frein peut se transformer en levier et inversement. Ces fluctuations peuvent ainsi varier en fonction des contextes de recherche, comme au cours d'une même recherche ou encore a posteriori sur cette même recherche. Par exemple, un frein, une fois discuté dans le groupe, peut se transformer en levier et réciproquement, un levier, admis comme "acquis", pourrait potentiellement devenir un frein.

Pour aller plus avant dans la présentation de ce travail, nous proposons pour chacun des invariants retenus un certain nombre d'interrogations et de suggestions qui interpellent dans ses dimensions épistémique, éthique et méthodologique le processus démocratique de la RP. Certaines de ces questions, si elles ont été évoquées, sont restées en suspens, n'ayant pu être approfondies par le groupe faute de temps ou en raison de la centration par le groupe sur d'autres aspects de la RP jugés prioritaires au moment des échanges.

Le terreau de la recherche

Notre ambition est de s'approcher au mieux de ce qui caractérise un processus de recherche participative, en quelque sorte « le terreau » d'une production de connaissances partagées.

Le protocole de recherche est un outil précieux parce qu'il va expliciter de manière formelle la façon dont sera organisée la recherche, à partir d'une base commune et acceptée de tou.te.s, pour la laisser se dérouler, se vivre et s'incarner chez chacun des membres du groupe.

Notre recherche a été dans un premier temps conçue par une chercheuse puis, une fois financée, portée à la connaissance de tou.te.s les participant.es. Un document reprenant l'intégralité des informations sur la recherche a été envoyé à l'ensemble des acteurs et discuté lors de la première séance consacrée à la présentation du projet.

La règle pour la constitution du groupe était que, dans la mesure du possible, chacun.e puisse venir avec une autre personne avec qui elle avait participé à une RP : un chercheur est venu avec un patient co-chercheur ; un professionnel avec un chercheur ; un étudiant en formation continue avec un professionnel docteur en éducation thérapeutique du patient, trois chercheurs d'une même recherche, etc.

Durant les 4 FG, à chaque fois que cela s'est avéré nécessaire, des temps de reprise sur les questions et les enjeux de la RP ont eu lieu. Nous avons mené une séance de présentation de la recherche et de clarification des règles de fonctionnement : connaissance du budget et de ses répartitions, indemnisation des participants pour les non-salariés et en fonction de leur statut (patients, association de patients, professionnels), modalités et règles de propriété et de diffusion des résultats.

Soulignons l'importance dans notre RP : 1/ d'une discussion autour des enjeux du projet donnant lieu à des documents précisant les modalités d'engagement : formulaire de consentement avec un volet explicatif et légal, modèle de journal de recherche, présentation du budget, de sa répartition, du montant et des prises en charge des indemnités de participation pour les patients et les professionnels, relevés de décision. 2/ de re-demander l'assentiment des personnes, si elles veulent arrêter la recherche, la poursuivre, enlever ce qu'elles ont écrit ou dit, 3/ d'expliquer l'organisation interne et les modalités de travail collaboratif via la web-régie. 4/ d'adresser à tout le monde l'intégralité des retranscriptions qui peuvent être amendées sur simple interpellation de leur auteur, de demander à chacun s'il souhaite l'anonymat (une personne l'a demandé), 5/ de proposer des temps d'analyses des données et de faire circuler l'ensemble des outils d'analyse produits, 6/ d'informer par écrit l'ensemble des participants de tous les projets de communication et communications acceptées avec les éventuellement les supports de communications utilisés.

Déposer un projet de RP

Si les étapes sont ici décrites de façon séparée pour les besoins de l'écriture, elles n'en sont pas pour autant disjointes ni nécessairement chronologiques dans la vie d'un processus de recherche. Ainsi le dépôt du projet, lorsqu'il s'inscrit dans une recherche participative et s'il inaugure le premier pas officiel, ne peut se penser sans en même temps entreprendre un premier tour d'horizon de personnes ressources, mobiliser des réseaux ou recueillir des accords de principe.

Lors de cette étape, il est souligné l'importance de poser le cadre des conditions financières et institutionnelles de la recherche, nécessaires au déploiement de l'activité de recherche. En effet, l'absence « *d'implication des institutions sous la forme d'un engagement à mettre en place les résultats, si elles souhaitent participer* » (Sophie, Journal de Bord) peut constituer une entrave au processus démocratique de restitution des résultats, et en premier lieu face aux "premiers concernés". Faciliter le processus de RP signifie pouvoir mener une recherche en étant libéré de certains aspects administratifs par exemple. En effet, au vu de « *la charge conséquente des tâches revenant aux scientifiques d'une part, aux associations d'autre part, qui ne sont pas nécessairement formées aux aspects administratifs de la recherche* » (Sophie), il devient vital de faire rentrer dans le budget un financement de ces prestations. Enfin, dans un souci d'égalité, la question de la rétribution des co-chercheurs non-professionnels doit être posée. Si dans certains cas, les représentants d'usagers qui étaient chercheurs ont tous été payés pour ça (Olivia), cette condition reste encore assez peu formulée ou prend la forme d'une indemnisation à hauteur des faibles budgets obtenus en SHS.

Constituer un groupe : fonctionnement et représentativité

Nous évoquerons ici les premiers moments de la constitution du collectif ainsi que le choix méthodologique et la posture éthique entourant la question de la représentativité au sein d'une RP. Le principe de base de la constitution du groupe de travail était celui d'une proportionnalité voire d'une égalité numérique entre les différents statuts des participants, même s'il était entendu que l'expérience partagée de chacun était finalement « *ce qui comptait dans les échanges* » (Carole). Avoir fait appel à des personnes-ressources ayant déjà vécu, travaillé ou étant insérées dans des réseaux de recherche participative a grandement facilité la constitution du groupe.

Une fois la confirmation des participants obtenue et la représentativité quantitative assurée, il s'est construit une sorte de cooptation collective à l'échelle du groupe, décrite comme

« quasi naturelle ». Si des liens ont été tissés en amont de notre RP, à l'occasion de précédentes recherches ou collaborations avec certains membres du groupe, ceux-ci ont dépassé pour certains la simple « connaissance » et des liens de familiarité au sens premier du terme se sont noués. Ces réseaux d'interconnaissances ont fait que, si le groupe ne se connaissait pas dans son ensemble, nous avions « *l'impression de se connaître quand même* » (Anne ~~D.~~, Sophie). Par-delà cette proximité entre certains participants, « *quelque chose nous liait* » : l'irréductibilité de nos corps sans doute, et de notre condition partagée d'humain ontologiquement vulnérable, mais aussi **la superposition des vécus** pour un même participant : un chercheur éprouvé par la maladie, un professionnel de santé qui est aussi aidant de son parent, un patient co-chercheur, une maman responsable associative et co-chercheure, etc. Comme le formule un participant, « *différents niveaux interfèrent et entrent dans la danse de la participation : les soignants entre eux, les soignants chercheurs, soignés eux-mêmes, etc.* » (Jean-Claude). Ainsi, nombre d'acteurs se situent, pour reprendre l'expression de Medina (2013) à « l'intersection de plusieurs mondes », ces positions multiples permettant de prendre du recul et d'observer un regard critique face aux manières de voir « dominantes » et d'en identifier certaines limites. Au final il s'agit bien de tenir compte de la vulnérabilité de la condition humaine qui met à nu les fragilités. La vulnérabilité ontologique, résultat visible et concret de toute fragilité humaine, liée à la dimension sensible et relationnelle de l'existence (Garrau, 2013) peut se voir renforcée par d'autres vulnérabilités, -physique, sociale, économique, environnementale, politique.... Si nos histoires de vie, à la frontière de plusieurs mondes, nous amènent à nous retrouver dans des positions vulnérables, parfois « cachées » aux yeux des autres lorsqu'elles ne peuvent être dites, elles nous permettent aussi de comprendre ce qui nous lie, à savoir des situations de vulnérabilités partagées.

Une autre participante décrit dans son journal de bord :

les différents degrés de participation, à partir du triptyque multiréférentiellement différencié "agent-acteur-auteur» proposé par Ardoino (1992): si l'agent peut être considéré comme le « rouage dans la mécanique », l'acteur, lui, dispose de possibilités d'initiatives et « va interpréter son monde comme un musicien le fait avec la partition ». En cela il est « porteur de sens ». Mais l'auteur, lui, va créer une histoire et la « découper de façon temporelle », devenant « source et producteur de sens » (Anne).

Certains des *verbatims* répertoriés nous amènent à penser que parfois et à certains moments nous avons été « auteurs » dans nos partages biographiques en matière de RP, comme le formulait Hélène C. dans le premier FG.

Lieux, circonstances et durée des rencontres

La question du lieu et de ses dimensions physique, spatiale, sociale est rapidement apparue comme primordiale. Le lieu n'est pas neutre et souvent porteur d'une charge symbolique. Il peut à ce titre signifier et/ou renforcer une expression du pouvoir, être trop impersonnel, peu accueillant et/ou in fine étranger à soi. En fonction des circonstances, il apparaît nécessaire de se demander lors de chaque rencontre ce que peuvent revêtir comme dimension et susciter comme sentiment des lieux comme l'université, un bureau, l'hôpital, un lieu de vie quotidienne pour des patients, des aidants, des professionnels et des chercheurs. Les expériences rapportées montrent toutes que par-delà la symbolique du lieu, l'enjeu est « d'aller vers et là-où » les patients se sentiront dans les conditions les plus favorables ou les moins perturbantes pour entrer en dialogue. « Aller vers » nous conduit à être attentif à la situation physique et psychologique de l'autre : prendre en compte la fatigue, la surcharge, la douleur, la non-disponibilité mentale. Ainsi des participantes reviennent sur les rencontres entre patients et chercheurs lors de précédentes recherches, qui ont eu lieu, comme dans le cas d'Hélène C. et Carole, au domicile d'Hélène C. (Cailleux, Collas 2018), mais aussi dans des lieux de vie quotidienne et de soin comme dans la salle d'attente à l'hôpital, en salle de chimiothérapie, chez la prothésiste, au restaurant, au café, en marchant dans la forêt ou assises dans un jardin.

Pour nos FG, notre mode de rencontre a été la visioconférence. Trois observations peuvent être faites à ce propos. Tout d'abord, cet outil qui a pris de l'essor depuis la crise Covid, a certes permis de développer et de faciliter de nouvelles formes de travail, mais n'est pas sans poser un certain nombre de nouvelles difficultés. Ainsi par exemple, l'absence de maîtrise des outils et les problèmes techniques ajoutent dans ce cas « *du stress en plus* » (Denise). Qui plus est, ce qu'on nomme désormais *le distanciel*, peut apparaître *a priori* comme défavorable à la construction d'une recherche en SHS, où la mise en présence des corps constitue le support essentiel des échanges et des observations. Comme il a été formulé par une participante, nous sommes entrés dans l'ère « *des relations ou des liens désincarnés* » (Christine). Toutefois, d'autres participantes relèvent que cet espace immatériel a pu ici constituer un levier, et ce pour trois raisons. Tout d'abord la visioconférence a été perçue comme un espace plutôt *neutre*, ne comportant pas cette « charge symbolique » parfois pesante d'un lieu institutionnel. De plus, celle-ci a favorisé la possibilité physique de participation : pas de déplacements fatigants et chronophages, moins de douleurs physiques lorsque l'on est chez soi. Le corps et par extension l'espace domestique où on organise le prendre soin, de soi et/ou de l'autre, aurait pu être une limite en présentiel. Parce que les participants vivent des situations différentes, avec des contraintes physiques (maladie), organisationnelles (passer des examens médicaux, se rendre à des consultations pour soi-même comme pour le proche aidé), des lieux de vie parfois très éloignés, la visioconférence a été un levier : « *je pense que s'il n'y avait pas eu ces réunions à distance, on ne se serait jamais rencontrés* » remarque Sophie :

> *La distance semble avoir favorisé la narration" le corps occupant moins l'espace que la parole, celle-ci était notre seul vecteur de compréhension mutuel ... ça a donné encore plus*

d'importance à la parole [...]. Et de ce fait-là, l'écoute aussi a pris de l'importance.

Cette possibilité ici offerte de dépasser les limites du corps et son lieu de soin a permis sur un plan pratique et organisationnel de faire se rencontrer l'ensemble des acteurs en même temps.

Enfin, la question de l'espace est inévitablement intriquée à celle du temps. La durée des FG (3 heures) et de la recherche (1 an jusqu'au rapport) est éprouvante pour certain.es participant.es, physiquement et émotionnellement, mais aussi en termes de concentration. Ces temps longs apparaissent pourtant nécessaires et incompressibles car ils « *permettent la rencontre, l'imprégnation* » (Sophie). Ainsi la superposition des temporalités, -temporalité fragmentée, temporalité de l'urgence, temporalité de la recherche-, croise celle des disponibilités physiques et psychologiques. Toutefois, notre organisation de recherche ne s'arrête pas au partage de nos vécus en distanciel, celui-ci montrant ses limites lorsqu'il s'est agi, à un moment donné, de poursuivre le travail engagé, notamment pour ce qui concerne l'analyse et la co-production de nouvelles connaissances. C'est ainsi que nous avons prévu des temps de communication en présentiel dans des manifestations publiques en tout genre ; notamment à l'occasion de notre journée de restitution de cette recherche le 28 juin 2023 à la MSH Paris Nord. Cette rencontre a été l'occasion de partager nos analyses sur les freins et les leviers à toute RP avec les participants invités et rodés à la méthodologie de RP, et d'ouvrir un nouvel espace de dialogue à partir de nos réflexions en cours.

In fine, il nous semble que le choix du lieu devrait veiller à éviter de recréer des asymétries et être souple dans ses modalités organisationnelles. La question qui nous guide dès lors est comment le lieu est-il choisi et par qui ? Trois préconisations sont retenues : faire choisir le lieu par les personnes (Jean Charles, Christophe) ; mener des conversations avec les patients dans des lieux ouverts sur la Cité et adaptés aux circonstances (Carole) ; choisir un tiers lieu.

Se présenter, s'apprivoiser, s'accepter et se faire accepter

Une fois le groupe stabilisé, il a fallu « se découvrir » les uns les autres. Ce que l'on accepte de dévoiler aux autres est d'abord conditionné par les expériences antérieures, qui, lorsqu'elles ont été négatives, conduisent à observer des sentiments de méfiance, notamment du côté des patients et des proches aidants. Certains témoignages soulèvent ainsi la question de la légitimité et la difficulté de reconnaissance du statut de chercheur pour des patient.es ou des proches aidants : leur parole des proches aidants peut ainsi être mise en doute, soupçonnés d'être trop impliquées émotionnellement pour manquer d'objectivité, de recul et de regard critique :

> *Comme c'était du sanitaire, vous avez encore plus cette pression, « oui, mais elle vient, mais elle accompagne quelqu'un qui souffre ». Donc son émotion va être beaucoup plus forte, elle ne va pas avoir un regard critique comme on est censé l'avoir dans une recherche [...]. Elle ne va pas savoir se distancier, on me l'a dit : « mais ça va être compliqué de t'intégrer dans un programme de recherche autrement que comme... aidante au travers de notre focus group parce qu'émotionnellement, cela va t'atteindre, tu ne vas pas tout comprendre des enjeux* (Marie).

Même si cela se modifie dans une RP, *« il y a quand même dans le regard de l'autre [...] cette idée que pour faire une bonne recherche, il faut surtout pas être impacté par » (Marie),* ceci valant pour les non chercheurs comme pour les chercheurs. De même, les patientes sont aussi soupçonnées d'exagérer, d'en "*faire trop*". La décrédibilisation de leur parole peut alors conduire à des pratiques d'auto-silenciation (Dotson, 2011) :

> *ça peut être très compliqué parce qu'au début ce sont des patients qui sont très fermés, étant donné que souvent ils ont subi des violences verbales de la part de certains médecins, ou d'autres, leurs proches ne les croient pas* (Elisabeth).

Certain.es participant.es témoignent aussi d'expériences de chosification : « *les patients étaient pris pour des objets* »

(Jean-Charles, Marie). Nous sommes alors en droit de nous demander ce « *que vaut la recherche quand la personne n'est pas considérée comme un sujet et qu'on la prend comme un objet ; y compris dans la thérapie ?* » (Nadine, retours lors des Analyses). D'ailleurs ce processus de transformation du sujet en objet ne se limite pas aux seuls patients/proches aidants, et « *nous pouvons tous être objets des autres* ». Cette méfiance peut aussi résulter d'une méconnaissance des enjeux, de l'utilisation qui sera faite de leurs propos et de la crainte qu'ils ne se retournent contre eux, ou encore d'une incompréhension vis-à-vis des chercheurs ou des professionnels de santé dans les manières de penser la RP. Elle peut être enfin réciproque, dans le sens où les participants soignants, chercheurs ou représentants de l'institution se méfient parfois eux-mêmes des patients, aidants, représentants d'usager ou militants.

Pour cette présente recherche, le choix avait été fait dès le départ de se présenter à partir de son expérience de RP en précisant sa fonction et son statut (patient, représentant de patient, professionnel, chercheur et observateur). Car si le sentiment d'un certain degré de familiarité a été partagé, chacun s'est exprimé à partir de son vécu, de ses représentations, de ses attentes. La répartition initiale des statuts ou des identités institutionnelles a toutefois été rapidement supplantée par nos dynamiques relationnelles et nos expériences de vie. Même si le montage du projet et la répartition initiale désignaient des rôles et des statuts, nous n'y avons finalement accordé que peu d'importance. Dans nos échanges d'ailleurs nous butions sur les dénominations officielles et ne savions plus comment nous appeler. Si ces premières dénominations ont été questionnées (« *un patient est-il un chercheur ? Un médecin qui fait passer un questionnaire est-il un chercheur ?* »), le groupe ne s'est pas réellement arrêté pour y réfléchir : sans doute parce que ce qui a primé a été l'expérience biographique partagée par-delà le statut assigné.

Rétrospectivement, il nous semble important de se poser la question du choix de la dénomination des participants et comment ces derniers s'y sentent assignés (Charlotte). Les acteurs devraient pouvoir choisir eux-mêmes, s'ils le souhaitent, la façon dont ils se nomment : par exemple non pas à partir du statut mais à partir des savoirs d'expérience. Cette discussion engagée entre les participants nous conduit à interroger les places et rôles attribués à chacun dans la recherche : « *Quel rôle ai-je ? Est-ce que cela me convient ? Ai-je des possibilités d'en sortir ?* » (Charlotte). Si « *la complémentarité apparaît comme une évidence* » (Aurélien), peut-on pousser plus loin la réflexion ? Un des enjeux en RP sera justement de raconter ses expériences en la matière pour les transformer en savoirs.

Clarifier les enjeux de la recherche pour soi

Entrer dans un processus de RP requiert une double clarification dans les enjeux de la recherche : une clarification de soi à soi et une clarification de soi aux autres : pour se reconnaître, encore faut-il se connaître.

Tout d'abord, en lien avec la question précédente des statuts et de la « valeur » épistémique qui leur est donnée, le passage par cette forme d'introspection aide à clarifier son positionnement vis-à-vis des autres. Il faut alors penser ses liens « *avec l'objet de recherche en termes démocratique* » (Jean-Charles) et interroger son engagement « *dans sa condition humaine et notre action dans le monde qui va bien au-delà de notre expertise de chercheur* » (Sophie). A minima, il s'agit de prendre pour « *principe initiatique pour le chercheur de s'appliquer à soi-même ce que l'on fait faire aux autres* » (Carole). L'effort de clarification passe alors immanquablement par un travail d'objectivation de la subjectivité, quel que soit par ailleurs son statut initial dans la RP : « *mettre à distance son quotidien et son histoire* » (Marie), avoir conscience des limites/ des biais que son(ses) engagement(s) peuvent impliquer, voire « *se méfier de son militantisme* » (Hélène F.). C'est ce que nous rapporte Marie :

> *c'est pas si simple que ça que de garder sa neutralité quand dans son quotidien associatif on questionne, on interroge, on milite pour améliorer quelque chose. Et là, il a fallu lutter,*

> *parfois vraiment de pied à pied, pour essayer de transformer cette posture de partenaire en posture d'observateur et en posture de neutralité surtout.*

Nous sommes alors « *mis en tension : notre position dite objective, rationnelle, outillée en début de recherche est mise en mouvement, questionnée par une position plus subjective, sensible et spontanée à l'autre* » (Nadine, Analyses)

Cette clarification passe aussi par le fait de s'accepter soi-même comme compétent et légitime, en étant conscient de ses ressources et ses limites, comme l'explique Denise :

> *cette recherche-action [...] je crois que ce qui m'a été le plus difficile à vivre, c'est ça, c'est cette étiquette qui m'est restée collée, de maman d'enfant handicapé et qui me met dans une situation d'infériorité systématiquement. Il faut que je me cache dans un coin, j'ai pas de légitimité à être intelligente [...]*

Le processus de transformation associé à la reconnaissance de sa propre légitimité pourra être soutenu par le regard d'autrui. Ainsi, pour Denise, les personnes qui l'ont : *« le plus rassurée en tant que chef de projet, ce sont les chercheurs et les chercheuses »*. Le renvoi de *« signaux positifs »* lui donne alors *« le sentiment d'accéder rapidement à une égalité de discours »*.

Ce regard extérieur peut à l'inverse influencer négativement la construction d'une légitimité :

> *la situation que nous vivons quand nous sommes accompagnants ou que nous vivons avec une maladie, c'est que notre légitimité à nos propres yeux est légèrement biaisée par le fait qu'étant concernés, nous le vivons comme un point négatif pour celui qui nous regarde et qui, au travers de cette recherche, n'a pas les mêmes enjeux que nous* (Marie)

Enfin, deux derniers éléments soulèvent la question de la temporalité et de l'engagement : il importe ainsi de se demander si « *c'est le bon moment pour s'engager* » et la manière dont va « *prendre part* » (Jean-Claude) à la recherche.

Clarifier les enjeux de la recherche pour les autres

Le travail d'introspection aide à la clarification de sa place et de ses objectifs dans la RP vis-à-vis des autres participants. Cet effort d'objectivation s'accompagne d'une réflexion sur les valeurs partagées et la constitution d'un cadre structurant mais assez souple pour accueillir l'inattendu, le but étant de permettre à chacun.e de trouver sa place autour de ce « bien commun ».

Une des ambitions de la RP est de mettre « la démocratie au travail », elle part alors du principe que la recherche est réalisée « avec » et pas « sur » ou « pour ». La participation semble facilitée lorsqu'elle est initiée : *« dès l'élaboration du projet pour être ensuite tissée, réajustée, adaptée tout au long du processus et jusque dans la mise en œuvre des résultats de manière partagée »* (Sophie, Journal de Bord).

Les expériences passées révèlent ainsi quelques-uns des écueils observés : l'inadaptation des objectifs et des résultats de la recherche aux problématiques vécues par les patients ou les aidants ; l'absence de construction progressive et collective du projet ou encore le cloisonnement des connaissances et des expériences des acteurs (Sophie, Journal de Bord).

Pour remédier à ces achoppements, différentes mesures ont été relevées. Tout d'abord, « *clarifier sa posture* » (Denise), notamment en explicitant dès le début les attentes et les intérêts respectifs : dire d'où l'on parle et ce que l'on attend de la recherche. Pour que chacun puisse trouver sa place et s'engager, encore faut-il en saisir les finalités. Il semble essentiel non seulement de s'accorder sur un but commun, mais aussi de reformuler si besoin les intentions de la recherche, ou plus spécifiquement de la séance, afin de « *ne pas dévier des objectifs* » (Charlotte). De même, si « *la participation est variable en fonction des étapes, des personnes avec qui on entre en dialogue, des clarifications ou des négociations propres entre les acteurs »,* -autrement dit si « *tout le monde ne fait pas la même chose* » (Bruno), il nous semble important d'expliciter chaque fois que nécessaire les attendus et les enjeux, variables selon les personnes. Enfin, il est nécessaire de comprendre les apports et les conséquences possibles de la recherche pour les différents participants, autrement dit, ce qu'on « gagne à », mais aussi ce à quoi on « s'expose à » (Godrie, dos Santos & Lemaire, 2021). Cette appréciation peut conduire chaque acteur à s'interroger sur le lien entre ses propres attentes et la finalité de la RP (Jean-Charles). Gardons toutefois à l'esprit que **les enjeux individuels et collectifs pourront évoluer au fil de la recherche, par exemple en fonction de la construction de sa propre expertise**. Bruno insiste notamment sur le fait qu'une expertise est certes « *donnée institutionnellement* », mais elle peut être aussi « *co-construite dans une situation* » ; expertise qui serait alors « *légitimée ou délégitimée* » en fonction du vécu de chacun.

L'engagement implique également une réflexion autour de l'ambition et de valeurs communes du groupe. Peut-on dès lors envisager le principe d'une vigilance personnelle à l'expression de sa valeur au sein de la recherche et surtout établir les conditions d'une possible interpellation du groupe, lorsqu'une déviation/dérive est observée ? Dans ce cadre, chacun.e serait responsable non pas du tout mais de la valeur dont il souhaite être le garant.

Le travail de clarification inhérent à toute RP exige enfin la mise en place d'un certain nombre de pré-requis, plus spécifiquement les modalités d'organisation interne : les formulaires de consentement explicatif et légal, le cadre méthodologique adopté par tous, le fait de re-demander régulièrement l'assentiment des personnes. L'importance des bases écrites « engageantes » qui reprennent les spécificités du projet est ici soulignée. Mais si le cadre est établi, il n'en reste pas figé : donnant forme au départ au projet, il devient, au fil de la recherche, « contenant ». Il s'agit alors « *d'assurer une expression dans ce cadre, cadre qui laisse la place à ce qui peut advenir* » (Christine). Une RP en SHS est par définition mouvante, devant s'adapter et s'ajuster au mieux à la vie du groupe. Par-delà les engagements formels, c'est justement le fait que tout ne peut pas être prévu ou définitif et pensé uniquement en amont (Godrie, dos Santos & Lemaire, 2021), qui autorise cette souplesse, cette plasticité essentielle, qui peut conduire à des *ajustements créateurs* (Christine). L'effort doit donc être porté sur la construction d'un espace sécurisant, un contenant et une liberté de discussions à l'interne, en partant toutefois du principe que « *plus on précise les choses et plus le groupe sera en mesure d'adapter, d'ajuster les paroles échangées* » (Carole). Plus encore, cette approche qualifiée d'inclusive (Anne) permet à l'autre de « *dire de quoi il/elle a besoin pour continuer à rester dans le groupe* ». Elisabeth par exemple nous fait part de certaines difficultés à suivre les FG, en raison de sa maladie et d'une fatigue chronique conséquente au Covid :

> *le seul truc qu'en fait, je n'arrive plus à vous suivre au bout d'une heure, une heure et demie, ça ne... et ma crainte est que le jour où on fera la journée, je vais plus vous suivre du tout, ça va être trop, parce que mon cerveau, dû au trauma crânien plus la maladie, au bout de deux heures d'attention, je ne suis plus [...].*

Elle a été soutenue en cela par l'un des participants, Jean-Charles, qui l'a aidée *« à se remettre dedans »*.

Une confiance à établir

Cette mise à plat individuelle et collective des implications *de* et *dans* la recherche nous semble être un premier pas vers l'instauration d'un lien de confiance indispensable à toute RP. Sans cette dernière, difficile en effet de partager cette intimité du vécu, ce moment de *démocratie sensible* (Foessel, 2008). La confiance se tisse au fur et à mesure de la mise en commun des expériences passées, « *où des connexions se créent* »

(Elisabeth). Elle s'installe par cette empathie réciproque (Hélène F.), empathie définie comme une :

> *délicatesse éthique de la vie ici et maintenant en cherchant à respecter la dignité de la personne, en développant une responsabilité relationnelle en situation de travail et au regard des conditions de vie des personnes. La délicatesse est un « effort in-situ » autant vis-à-vis de la personne avec laquelle il travaille qu'avec la communauté des membres de la société civile et de la recherche* (Martine, Prise de notes, Carole, 30 sept 2022).

Le fait de partager des histoires, des sentiments et des doutes, nous amène un sentiment d'égalité (Denise).

La confiance devient alors un postulat et un construit qui se négocient dès le début et à travers la recherche (Sophie). En ce sens, elle devra faire ses preuves, et sera mise à l'épreuve. Un des principes préalables serait de **« dire ce que l'on va faire et faire ce que l'on va dire »**. Pour autant, la confiance n'est pas systématiquement unanime et réciproque, elle ne concerne pas tous les acteurs. Cela suppose de régulièrement revenir sur d'éventuelles tensions ou incompréhensions dont il faut parler.

Responsabilités de l'initiateur de la recherche

Les expériences de RP mettent en avant la complexité des responsabilités de la/des personnes à l'instigation de la recherche, notamment lorsqu'elles ont plusieurs casquettes. Telle est l'expérience de Denise, qui nous exprime la difficulté à cheminer, à jongler avec les postures ou à tenir les rênes du projet « *lorsque l'on est maman, représentant d'un enfant protégé résidant, vice-présidente qui donne accès aux familles et chef de projet recherche* ». Pourquoi s'être retrouvée dans ce rôle ? se demande-t-elle, comment envisager la fin du projet ? Cette situation est source de stress, de sentiments mêlés de doute et d'impuissance face aux écarts entre ce que l'on avait planifié et l'avancement actuel, et qui s'expriment par exemple par « *des dépassements irrationnels dans le comportement* » (Denise). Sentiments également de colère et de découragement qui peuvent être éprouvés lorsqu'on est sans cesse ramenée à son rôle de maman, de proche aidant, de patient.e... Comme l'analyse Nadine, « *la violence est ici rappelée [...], il semble qu'une forme de violence diluée dans le temps existe et est constitutive du travail de soi à soi avec les autres* » (Nadine, Analyses). C'est à ce niveau que doit s'exercer une vigilance, avant que la recherche ne devienne destructrice. La nécessité est posée d'accompagner du côté des chercheurs « *ce travail de distanciation, de déplacement, de décalage nécessaire permanent pour que chacun puisse être dans sa place et utiliser pleinement les ressources et les limites de sa place* » (Sophie à propos de l'expérience de Denise). La distanciation se travaille au fur et à mesure de la relation à l'autre. En ce sens, elle ne « *s'arrête jamais* » (Nadine, Analyses).

Cette responsabilité conduit à prendre en compte les effets possibles produits par la recherche, parfois lourds de conséquences. L'un des participants (Jean-Claude) évoque ainsi une recherche pluridisciplinaire, au cours de laquelle patients et chercheurs en SHS se sont vus imposés, durant l'enquête, un nouveau questionnaire par l'équipe médicale, -qui portait sur l'évaluation de l'estime de soi, non discuté en amont. La formulation des questions, ressenties par certain.es patient.es comme autant de dévalorisation ou d'intrusion dans leur intimité mirent en grande difficulté malades et chercheurs, ces derniers témoignant de sentiments « *de honte de ne pas avoir pu respecter les engagements* ». De même, si « *le processus de biographisation met en forme une parole répondant à une question où il prend une position de sujet* » (Christine), il « *emmène des patients et leurs mobilisations émotionnelles* » (Jean-Charles).

D'où la nécessité de prendre un certain nombre de précautions et d'anticiper en posant « des garde-fous » (Marie). Par exemple, en proposant un accompagnement individualisé en parallèle des rendez-vous de RP prévus. Au cours des FG, pour notre part, nous avons proposé à tous les membres de la RP un appui à l'écriture du journal de bord. Trois participantes (professionnel, patient et proche aidant) nous ont sollicitées.

Notre soutien a pris plusieurs formes : une série de conversations sur le vécu de l'expérience de la maladie et l'implication en RP a été organisée entre une personne et un membre de l'équipe de coordination des FG. Tous ces entretiens ont été enregistrés, retranscrits dans leur intégralité puis transmis en l'état à la participante. Celle-ci a pu à partir de cet écrit en extraire certains passages pour les inclure dans son journal de bord. Ces temps de réflexions personnelles avaient pour finalité d'aider la personne à se sentir plus à l'aise dans la participation aux FG. D'autres échanges plus informels ont également eu lieu avec deux autres participantes permettant ainsi d'approfondir certains aspects biographiques sur la participation à des RP antérieures. Enfin, durant les quatre FG, *via* le *chat*, Carole a adressé personnellement aux participants certaines invitations à prendre la parole ; invitations qui ont pu être discutées entre les FG lorsque cela s'est avéré pertinent et à la demande des personnes interpellées *par chat*.

Le processus de recherche

Notre questionnement tout au long de cette recherche a été : que signifie, dans le fonctionnement démocratique d'un groupe de RP en santé, entendre l'autre ? Comment mettre en dialogue des expériences et des façons de les vivre, les raconter, les interpréter, les comprendre ? Autrement dit, *« par-delà les statuts, et le changement de place et de rôle qui peut s'opérer dans la recherche, comment faire en sorte qu'il y ait une « réelle rencontre ? »* (Denise).

Un processus de recherche inductif, compréhensif et ancré dans la narration

Notre démarche de recherche s'inspire de l'interactionnisme symbolique avec la deuxième École de Chicago (1960). Notre postulat est que le sujet est capable d'élaborer des analyses et de les partager, cette production ayant une valeur épistémique, sociale et politique.

Cela implique : 1) La co-interprétation des données recueillies offre au narrateur l'occasion de devenir acteur de ce qu'il vit. 2) La réflexivité menée par l'acteur développe son pouvoir d'agir et formatif. 3) Une conscience de soi émerge de l'intime et de l'intelligence pratique de l'acteur. 4) La scène de l'interaction traduit la dimension symbolique dans l'échange. 5) Les actions sont réciproques dans la mesure où celles-ci se déterminent les unes par rapport aux autres et favorisent ainsi le « faire société » (Carole)[6].

L'essentiel de la démarche est d'une part la nécessaire co-analyse combinée à un processus de formativité. Le processus de recherche est alors porté par « une éthique du sensible » qui n'est pas qu'une « *posture instituée* » (j'ai un statut de …), mais qui doit être *« poreuse au sensible »*, en *approchant « la vérité » d'une personne* » (Martine). En ce sens, il est évoqué la similitude « *entre la démarche clinique au sens étymologique du mot clinique et la recherche participative* » (Nadine). En effet, dans sa démarche d'enquête, la personne et le praticien-chercheur s'attellent à co-construire un récit où chacun tient sa place mais sans hiérarchie avec le souci d'être là et disponible pour l'autre. Notre démarche de recherche pourrait-elle dès lors s'apparenter à « un moment thérapeutique », s'inscrivant alors fondamentalement dans le « *care »* ? (Sakoyan, 2008). En effet, si l'objectif du chercheur n'est ni le soin ni la guérison, sa position permet « *d'exprimer des réalités vécues pour des personnes qui ne disposent pas toujours de vecteurs de communication personnelle pour se dire* » (Mossière, 2021, p.23). C'est en tout cas ce qui ressort des propos d'Hélène C. et de Carole dans les *focus groups* autour de « la fonction thérapeutique » des carnets de route.

Pour chacun des FG, la consigne, les enjeux et l'orientation ont été indiqués à l'ensemble des participants, et

---

[6] Pour une présentation plus détaillée de ce qui caractérise selon nous une recherche participative, nous renvoyions ici à l'ouvrage de Carole Baeza, Apprendre du sensible, Paris : Connaissances et savoirs, p.148-149.

selon la même méthodologie de recherche : l'animatrice rappelle les consignes en début de séance, puis à la suite de chaque prise de parole, elle synthétise les propos tenus, demande aux participants s'il y a nécessité de compléter, puis invite un l'interlocuteur à prendre la parole, imprégné de ce qui vient d'être dit ; enfin, les observateurs livrent leur point de vue à chaque fin de séance. L'image qui se dégage de cette méthode est celle d'une « passation de témoin ».

Quelques aspects saillants de la RP

Il s'agit ici de donner à voir de façon non exhaustive certaines de nos préoccupations méthodologiques autour de la question de la démocratie épistémique. Quatre dimensions de la RP, qui révèlent différents niveaux d'imbrication ont retenu l'attention des auteures : narrative et dialogique, émotionnelle et langagière. Celles-ci conditionnent en partie les possibilités d'implication dans la suite de la recherche.

Dialogue et construction d'un espace narratif : Le dialogue implique un cheminement l'un vers l'autre, que l'on soit parent, patient, militant, chercheur ou soignant. En premier lieu, ce dialogue est intérieur : « *on est dans un espace dialogique où chacun en fait est face à soi-même* » (Nadine, Analyses). Dans ce chemin avec soi-même, notre capacité à recevoir ce qui se dit au cours des échanges, les mots, les émotions se transformeront alors en un frein ou un levier (Charlotte).

De plus, la recherche participative et démocratique ne peut se limiter à la représentation numérique des différentes catégories ou identités interprofessionnelles, car cela « *ne nous dit rien, au final, des interactions* » (Sophie). Cet espace dialogique requiert de rendre l'entièreté du statut épistémique aux sujets participants à la recherche. La valeur accordée aux expériences des acteurs et à leurs vérités est essentielle. Chacun serait alors reconnu, « *au-delà des statuts* » (Sophie, Journal de Bord). La démocratie épistémique tend ainsi au dépassement « *de l'archaïsme hiérarchique des cultures médicales* » (Sophie,

Journal de Bord). Car une RP ne peut se revendiquer comme telle que si elle « *confronte ses analyses* » (Nadine, Analyses), dans le cadre d'une démocratie épistémique où « le dissensus est primordial, le dialogue est sans fin » (Godrie, Juan & Carrel, 2022, p.32). Il s'agit bien de reconnaître que chaque participant a une place qui lui est propre avec ses identités et ses assignations, sa perception de la complexité des situations vécues et la manière dont il pense le monde. La démocratie ne suppose donc pas forcément « *d'échanger les places pour reconnaître sa place et celle des autres* » (Martine), ou encore que chacun occupe la même place, mais plutôt que chacun puisse parler librement de la place qu'il occupe et puisse « *entendre la différence* » (Sophie).

Ce dialogue a par ailleurs une autre vertu, celle de créer des liens et de nous relier à notre « intime », - comme lieu d'expérience éthique, « l'intime apparaîtra comme une réserve *critique* qui permet de remettre en cause les déficiences de l'ordre établi » (Foessel, 2008, p.14). Ce qui amène Nadine à formuler l'hypothèse suivante : « *chacun, quelle que soit sa position (patient, professionnel, chercheur) est touché, altéré dans son identité (dans l'humain de son humanité) par les dialogues interpersonnels et reconsidère sa propre mise de l'expérience en mots* » (Nadine, analyses). Ainsi, nous sommes amenés à renvoyer des reflets de « *la différence qu'il peut y avoir entre l'identité qui est perçue, qui est vécue ou qui est donnée* » (Jean-Charles), à parler de choses très intimes qui infusent de l'émotion dans le groupe.

La question du tissage des intersubjectivités comme des savoirs est souvent revenue dans nos échanges. Le processus participatif ne consiste pas en une seule mise en présence ou juxtaposition d'Autres, d'idées, d'identités, de statuts ou de postures travaillant « *tous seuls dans leur coin* » (Hélène F.). C'est d'un collectif fonctionnel dont il s'agit, autrement dit d'un tissage entre des « nous ». « *La singularité dans la communauté* » (Martine) a fait que le « nous » n'était pas simplement la somme des « je ». Pour Hélène F, ce sont justement ces décentrements successifs des regards qui ont permis

« *l'émergence des idées* ». Ces tissages se filent en même temps que se nouent ou se resserrent des liens de proximité. L'expérience partagée crée alors une certaine « *proximité qui permet d'expliciter par la suite les échanges* » (Marie). « *La dimension sensible contribue à cet espace commun, ancrée dans une conception ouverte du savoir qui accorde une place et une légitimité aux savoirs d'expérience de l'Autre* » (Sophie, Journal de Bord).

Emotions et démocratie : Les émotions sont inhérentes à notre condition d'humanité partagée. Du point de vue de la recherche, il ne s'agit ni de les nier ni de les exalter, mais de les considérer comme des éléments à part entière et constitutifs du processus de recherche ; sans doute que le fait de savoir les accueillir positivement est un indicateur fonctionnel sur le groupe. L'émotion surgit souvent à notre insu et traverse différentes étapes et temporalités : ressentie au moment où je la dis aux autres, sans que j'ai pu la partager avec les autres ; ou bien encore après l'avoir partagée avec les autres. Les expériences de RP passées montrent que l'émotion peut être perçue par son absence ou son excès, par la représentation, souvent négative, que les acteurs en ont. L'émotion a d'abord été remarquée, paradoxalement, par son absence. Les participants relatent des situations où professionnels et chercheurs ont manqué de disponibilité émotionnelle, par négligence, par honte ou par peur, se sentant alors démunis face à ce qu'éprouve le patient (Nadine, Analyses). À l'opposé, l'émotion sera d'autres fois jugée comme trop présente. Des processus de disqualification sont alors à l'œuvre comme par exemple lorsqu'on est maman et trop souvent étiquetée comme « trop émotive ou impliquée émotionnellement » pour être en mesure de raisonner sur son expérience, de la partager, de l'articuler aux enjeux scientifiques de la recherche.

Au cours de cette RP, certain.es d'entre nous se sont remémoré leurs émotions comme Hélène C., qui évoque les rencontres entre patiente et chercheure :

À l'évocation de cet entretien, je sens l'émotion remonter L'entretien s'est passé à mon domicile, à l'automne 2015 dans mon souvenir. Le sujet du jour était de me remémorer l'annonce du diagnostic de cancer et de le raconter à Carole.... Je m'en souviens comme si c'était hier. Carole et moi étions assises côte à côte sur le canapé. Elle a enregistré l'entretien. Je pense qu'elle a peu pris la parole. Elle m'a écoutée. Elle était très présente. (Hélène C. Journal de Bord).

Elle revient alors sur la fonction thérapeutique de son carnet de route où elle se dit, à l'issue de cette expérience narrative, auteure de l'expérience narrée.

Parfois le récit touche au point qu'il n'est pas possible, au moins temporairement, de prendre la parole. S'ils peuvent apparaître au début comme un frein, ces récits sont aussi « *des mains tendues vers les autres* » (Charlotte), qui autorisent l'autre à dire en tant que patients, soignants ou encore chercheurs, entraînant ~~alors~~ en retour une prise de conscience des vécus. « *Parler du fond de soi-même* » (Elisabeth) fait naître une sorte de « *contagion émotionnelle* », considérée alors comme un levier de la recherche participative (Nadine, Analyses). Ne serait-ce pas dans ces moments-là, lorsque nous acceptons d'aller à la rencontre de l'autre sur le chemin de l'intime et de l'émotion que nous pouvons nous rejoindre dans cette *démocratie sensible* (Foessel, 2008) ? « *C'est l'intime qui est partagé et non l'intimité ; c'est-à-dire la partie "socialisable" de la vie de chacun qui se trouve partagée sans gênes particulières des uns ou des autres* »[7] (Nadine Analyses). Pour Fœssel (2008) cela reviendrait à reconnaître une validité normative à certaines expériences affectives qui permettraient alors au lien démocratique de s'établir à travers les affects des individus.

Comprendre les mots *:* La construction d'un espace narratif, dialogique et épistémique s'intéresse inévitablement au

---

[7] Charte de l'ASIHVIF : http://www.asihvif.com/1/upload/la_charte.pdf

vocabulaire et aux ancrages théoriques mobilisés, partagés ou non par les différents acteurs du groupe, et par effet de ricochet, à la manière dont l'appropriation, l'adoption et la diffusion s'opèrent pour chaque acteur. Quels termes employons-nous lorsque nous entrons en relation les uns avec les autres, quels en sont les effets ? Tout d'abord, les recherches antérieures montrent que dans certaines circonstances « *les terminologies académiques peuvent jouer des sortes de frein* » (Jean-Claude) et potentiellement tout au long desdites recherches. Ainsi pour Hélène C., le vocabulaire « bibliographique » utilisé par le chercheur et méconnu du patient, peut gêner à la compréhension du projet, et entraîner des difficultés de communication entre patient et chercheur. De même, la non-familiarité avec certaines terminologies académiques peut donner lieu à une certaine violence symbolique à l'endroit des personnes qui « *n'oseraient pas trop parler, par peur ou honte* » (Elisabeth). Pour d'autres participantes comme Denise, le vocabulaire employé peut jouer un rôle dans le sens d'un partage de savoirs que nous pourrions assimiler à la constitution par le groupe de son propre référentiel de connaissances partagées, participant *in fine* à la parité épistémologique, en nous mettant d'accord sur les sens des mots utilisés par le collectif. Les mots employés invitent à prendre du recul, à s'ouvrir à une pensée plus profonde, permettent de s'ajuster au groupe. Ils alimentent alors la discussion :

> *[ils] évitent de tourner en rond. Le temps d'appropriation du langage de la recherche est fondamental, en tant qu'élément contributif et facilitateur, tant pour donner sa place à un chercheur non professionnel, que pour donner la possibilité de ne pas diminuer la valeur de la recherche parce qu'elle ne suivrait pas certains canons académiques* (Marie).

Les échanges soulignent ici plusieurs points de vigilance: faire en sorte que le vocabulaire soit compris de l'ensemble des participants, s'assurer que les mots reformulés par un tiers représentent bien les propos et la pensée du locuteur, que certaines terminologies ne reconduisent pas à exclure du dialogue et du savoir certains membres du groupe, disposer d'un temps nécessaire à l'explication des mots employés et des concepts mobilisés, qui devrait faciliter et garantir (au mieux) la qualité des échanges lors de l'analyse des données et la production de la connaissance partagée.

Les degrés d'implication dans la recherche : Les formes et les degrés d'implication varient en fonction des rôles, des situations et des temporalités des participants : discussion autour du projet de recherche, participation aux comités scientifiques ou de pilotage, recueil des données, co-analyse, écriture du rapport ou encore présence lors de la restitution de la recherche. Ces différentes possibilités sont autant d'opportunités d'approcher au mieux les points de vue des acteurs en limitant le risque de mésinterprétation ou surinterprétation de certaines situations, de leur sens ou de leurs enjeux. Le souci est de « porter la parole juste », et le cap à maintenir est de faciliter au mieux la participation complète, de la constitution du groupe jusqu'à la diffusion des résultats, tout en étant conscients des réalités et possibilités de chaque participant. L'enjeu consiste à tenir compte des relations de pouvoir (Bruno), d'accepter et de reconnaître les errances de position par moment des uns et des autres, à éviter trop de surcroît d'attention portée à une situation ou une personne, ou encore d'être *surimpliquée* (Christine). Enfin, le principe de base est que, si chacun contribue à sa mesure et librement, il doit *a minima* être systématiquement informé de ce qui se passe.

Il apparaît qu'une fois les données recueillies, l'analyse, la co-construction de l'expertise au service de l'action et la diffusion de la connaissance issue de la recherche nécessitent elles aussi toute la vigilance du groupe pour mener à bien ce travail. Toutes ces étapes sont décisives en RP parce qu'elles renouvellent à chaque fois le débat démocratique. La participation à l'analyse des matériaux d'une recherche est sans doute l'étape qui nécessiterait pour être effective et féconde un accompagnement méthodologique pour celles et ceux qui n'ont pas l'expérience de ce type de travail, voire un temps d'échanges à visée formative clairement identifié dans le processus de recherche. Cela permettrait aux participant.es qui le souhaitent d'être en mesure de définir leur type de collaboration à partir d'un socle méthodologique commun et défini au préalable. L'expérience montre que l'accompagnement à l'écriture, à la relecture, aux échanges interpersonnels, mais aussi avec la proposition de consignes d'écriture, ou encore l'ouverture à de nouvelle répartition des places de chacun en termes de production de la connaissance (écrivain, lecteur, diffuseur...) facilitent le processus de co-recherche.

Ces moments de formation sont toutefois souvent difficiles à mettre en œuvre en raison des contraintes académiques, financières et temporelles dont il est difficile de s'extraire. Il est important de faire ici la distinction entre des patients venant à titre personnel et d'autres patients ou représentants de patients qui ont une expérience en RP plus significative et donc on potentiellement déjà été formés à la RP. Nous avons fait le choix dans notre recherche de privilégier le vécu de chaque participant s'exprimant en première personne et non pas au titre de l'association. Ainsi, quand un participant ne pouvait pas se rendre disponible lors de l'analyse, celui-ci n'était pas remplacé par un autre représentant de la structure qu'il représente. Cette question ne s'est pas posée lors des FG puisqu'il a été négocié en amont de la recherche une présence impérative pour les quatre échanges programmés. De plus, dans le cas de notre recherche, nous avons disposé au final d'un document de 250 pages de paroles recueillies toutes aussi riches les unes que les autres. La densité des contenus a été un défi pour le collectif d'autant plus que certains patients et professionnels venaient relater leur expérience de co-chercheur pour la première fois et découvraient à cette occasion les enjeux épistémiques de l'analyse de contenu. À cette étape précisément du processus de recherche, un nouveau groupe s'est constitué. La participation a été à nouveau discutée : certain.es ont souhaité continuer, d'autres ont arrêté. Mais systématiquement, tous les membres du groupe étaient informés de la suite du travail d'analyse, des diaporamas envoyés pour validation avant les présentations, des perspectives de ce travail et ont été invités à se retrouver lors de la journée de restitution du 28 juin 2023 qui a eu lieu à la MSH Paris Nord. De plus, les contraintes calendaires ont séparé ce nouveau groupe en deux ; ce qui a eu pour conséquence de modifier le processus réflexif intersubjectif qui s'était jusque lors construit avec l'ensemble du groupe et a pu être vécu par certains participants comme déstabilisant. Par-delà l'aménagement de plusieurs rencontres par petits groupes et les relations interpersonnelles qui se sont créés pour réfléchir ensemble, nous avons manqué de temps : le temps académique (entre les impératifs de rendu du rapport, des deux présentations de la recherche auprès des financeurs et le rythme d'appropriation par le nouveau groupe constitué pour mener les analyses), la disponibilité personnelle (engagements professionnels des uns et des autres) et la disponibilité en santé (pouvoir physiquement et psychiquement participer au travail d'analyse). Ce dernier frein a eu pour conséquence qu'aucune des patientes n'a pu participer comme auteure ou relectrice à la rédaction de ce chapitre. Cette construction intersubjective et participative du savoir questionne inévitablement le singulier et le collectif dans la phase de communication et de diffusion des résultats. Ne serait-ce pas dans ces moments de transmission, en préparant à plusieurs des interventions, que les acteurs seraient en mesure de formaliser des apprentissages réalisés pour soi et avec les autres ?

Temporalités, formes et lieux de diffusion des résultats

Des temporalités très courtes : comme il a été souligné à plusieurs reprises, la temporalité de la RP croise inévitablement celle de l'existence. Vivre avec la maladie ou au côté d'une personne malade et/ou dépendante nous inscrit dans un autre espace/temps, souvent concurrent de celui de la recherche. En effet, celle-ci est chronophage, notamment pour des patients ou des aidants qui voient parfois s'écouler plusieurs années entre le début de la RP-et le projet abouti : le temps de la construction du projet, de la recherche, de l'analyse, de l'écriture, de la diffusion. Cette durée plus ou moins longue peut non seulement *« démotiver le patient »* (Hélène C.), qui recourt alors à *« des stratégies d'évitement* » (Jean-Charles), mais aussi affecter son état de santé et sa disponibilité physique et mentale. Les participant.es doivent être informé.es de cette durée et de ses implications possibles. Il faut alors « faire avec », tenir compte des réalités des uns et des autres, ~~et~~ savoir cheminer avec le groupe et jusqu'où il est possible de collaborer. Peut-on s'autoriser à abandonner le projet ou faut-il aller au bout quoi qu'il en coûte ? Seules les circonstances propres à chaque RP et les négociations entre les acteurs permettront de trouver réponse à cette question, à la condition toutefois que l'ensemble des participants soient en capacité de partager leurs points de vue et d'en faire émerger une posture en cohérence avec les enjeux préalablement définis. Ainsi par exemple, l'idée proposée, au cours de la RP, d'une signature collective de cet ouvrage n'a pu se faire par manque d'anticipation face un temps académique et éditorial contraignant, et un engagement déjà très conséquent pour celles et ceux qui avaient déjà participé aux FG et/ou aux temps d'analyses, à la production d'écrits, à la tenue de leur journal de bord et à la journée de restitution du 28 juin 2023.

Des Formes et des lieux de diffusion à repenser : Plusieurs freins à la restitution et à la diffusion ont été recensés. En premier lieu, les limites imposées par les contraintes académiques et institutionnelles, qui révèlent un certain nombre de tensions : ainsi « *si tu ne publies pas tu n'es pas un chercheur* » (Aurélien). Les chercheurs doivent composer avec les codes et exigences universitaires en écrivant des rapports, des articles, des chapitres de livre, et il existe « *dans la formulation des échanges et des résultats, des attendus académiques avec des termes précis pour publier dans un courant par exemple...* » (Jean-Claude). Cette tension se fait aussi sentir dans les formes de légitimité attribuées à une recherche. Par exemple, si le soutien institutionnel d'une RP peut être un levier de démocratie épistémique, en reconnaissant tous les acteurs de la recherche, il peut inversement représenter un frein en lien avec les *a priori* négatifs entretenus par des patients ou des soignants dans certains services hospitaliers (Marie). Une forme de méfiance voire de soupçon s'opère à l'égard de cette boîte noire que peut représenter *l'Institution.*

D'autres fois la diffusion se voit littéralement empêchée par cette même institution : trois participants (Jean-Claude, Christine et Anne) ont ainsi fait état de l'interdiction de diffuser les résultats de leur recherche antérieure par le Professeur des Universités-Praticien Hospitalier. Dans ce cas, il avait été décidé « *de ne pas se laisser faire, de diffuser malgré tous les résultats* », en gardant comme *primauté absolue de « se recentrer sur la relation, le pouvoir d'agir, contourner globalement et individuellement ce que l'on refuse d'appliquer et entrer en relation avec les personnes rencontrées* » (Jean-Claude). Pour Hélène F., c'est peut-être là, sur les résultats et leur diffusion, où le militantisme du chercheur, qui est aussi citoyen, pourrait justement être porté. Ainsi certains espaces académiques peuvent aussi être investis pour contribuer à porter le débat dans le champ institutionnel et politique, au même titre par exemple que l'activité de plaidoyer ou l'interpellation citoyenne. Pour autant, les difficultés à rentrer dans les canons et les espaces académiques pour les co-chercheurs non professionnels conduisent souvent à ce que chacun, pour la publication, « *reprenne son métier* ». Le débat démocratique n'est-il pas alors suspendu ? Comment éviter le processus de (re)production des inégalités dans la construction et l'accès au savoir, renforcées par des inégalités économiques, par exemple le caractère payant et prohibitif des articles et livres scientifiques qui peut être un frein à la diffusion des résultats ?

Nécessité est faite « *d'oser changer le système* » (Sophie, JdB) et d'œuvrer à la diffusion des résultats dans la société civile : porter la recherche hors des murs académiques au sens spatial comme social (vie civile, manifestation, association…), varier les formes de restitution ou encore anticiper d'autres types de publication, par exemple « *prévoir un article de vulgarisation en plus des contraintes institutionnelles habituelles* » (Jean-Charles). Autre forme de diffusion, expérimentées au cours de recherches antérieures, celle du carnet de route diffusé à un plus large public, et qui permet à l'auteure « *de garder une trace du vécu* », d'éprouver « *la joie d'avoir une trace à partager* », de transmettre cette expérience de la maladie qui pourra être utile à d'autres, notamment auprès des « *sœurs de cancer* » (Hélène C.). Ces nouveaux modes de diffusion scientifique nécessitent alors de faire preuve de créativité et de persévérance.

Enfin, le constat a été fait que, bien que de nombreux travaux visent à décrire les apports des RP aux connaissances scientifiques et à l'émergence d'innovations sociales, « *peu de contributions interrogent [...] les RP sous l'angle de leur radicalité* » (Godrie, Juan & Carrel, 2021, p.32). Pour les auteurs de ce chapitre, et au moment où nous l'écrivons, nous posons le principe d'aller le plus loin possible en fonction des circonstances et des ressources de chacun, autrement dit et en langage militant, de *faire avec les forces du moment*. Ainsi, concernant cette recherche, deux temps de présentation (le 14 juin 2022 et le 24 octobre 2022) des avancées de la RP ont été demandés par les financeurs. Lors de ces deux évènements, seule la porteuse de la recherche fut invitée à communiquer. Il avait alors été décidé collectivement, et face à ce qui nous apparut comme une non prise en compte de la parole des chercheurs non-professionnels et du caractère collectif de notre travail, que plusieurs membres du groupe seraient présents dans la salle et s'exprimeraient également. Dans la réalité, une seule chercheure y a participé, notamment en raison de l'éloignement géographique. Nous pensons également à des formes nouvelles de présentation des analyses pour tenter de donner à voir concrètement ce qui s'est passé : mise en scène pour un spectacle, émission de radio ou vidéo, article dans des journaux ou revues en tous genres. Ainsi, une première journée de diffusion collective des résultats a été réalisée le 28 juin 2023 au cours de laquelle des lectures théâtralisées d'extraits de *verbatims* des *focus groups*, choisis par les différents participants, amorçaient les discussions des tables-rondes. De plus, un rapport remis aux financeurs composé de ce que les acteurs avaient envie de dire a été rendu. L'ouvrage dans lequel nous écrivons est également un témoignage des réflexions du groupe. Nous l'avons souhaité sur la base d'une pensée libérée et qui a été écrite/relue/discutée en fonction des places que les acteurs ont souhaité. Certains sont relecteurs, d'autres ont donné leur avis sur ce qui est écrit ; des modifications dans le texte ont été apportées ; d'autres sont devenus auteurs de chapitres dans cet ouvrage.

Des effets de la RP aux pistes d'amélioration

Une des caractéristiques de la RP est de s'inscrire dans l'action et la formation des acteurs au sein même de la recherche : elle est en cela vectrice de transformations singulières, dans la prise de conscience de son expérience, et collective, au sens où elle contribue à l'émergence et la circulation de savoirs qui enrichissent le débat démocratique.

L'idée d'une contagion (Martine) des places, des postures, des réflexions, des enjeux émerge, contagion soutenue par nos échanges au sein et hors des *focus group*. Les participants ont ainsi mis en avant certains **« effets formateurs et transformateurs » vécus ou observés lors des RP**. Tout d'abord, des effets de conscientisation de la place et de la situation de l'autre, grâce à l'ouverture d'un espace biographique partagé. Elisabeth, en écho aux propos de Nadine qui évoque, du côté des soignants, ces mêmes difficultés retrouvées chez les patients, - la disponibilité émotionnelle et physique, les sentiments de honte et de peur, dit avoir appris en tant que patiente :

> *Par rapport à ce que vous avez dit en tant que soignant [...]. Je me suis dit : « ah oui, c'est vrai. Eux, ça peut aussi être compliqué par rapport à ça. Certains soignants par rapport aux administrations, ils sont aussi bloqués. Il y a plein de choses qui font que ça ouvre les consciences pour tout le monde* » (Elisabeth).

On observe également des **effets d'appropriation des réflexions et enjeux éthico-méthodologiques, qui sont réinvestis dans d'autres recherches en cours**, venant alors les re-questionner. C'est le cas évoqué par Denise, engagée dans un projet de RP avec des familles d'enfants porteurs du Syndrome d'Angelman : comment représenter de la façon la plus juste possible une personne privée de la possibilité de s'exprimer et de se représenter elle-même ? De façon plus large, ce questionnement interpelle politiquement la place et la représentativité des sujets privés de parole, dans ce qui est appelé une démocratie en santé. Ce positionnement réflexif est alors susceptible d'entraîner à son tour certaines évolutions de pratiques, qui seraient attentives aux ressentis, aux vécus, aux attentes des familles, permettant d'éclairer certains points aveugles des dispositifs de recherche.

Si l'un des enjeux est d'induire des changements dans les pratiques institutionnelles de santé, les transformations se font aussi à un niveau plus profond, celui qui touche à l'identité des participants. La RP permet alors « *d'apprendre sur soi-même, dans l'effort qu'on fait pour être présent, pour affronter l'écoute des autres, oser intervenir... et puis le fait de...enfin, moi j'ai l'impression que j'ai changé* » (Denise). Les mots posés dans le processus d'hétérobiographisation peuvent alors avoir un impact sur la capacité d'agir du sujet. Denise revient ainsi sur un précédent *focus group* dans lequel Christine avait évoqué la notion de sur-implication que peut avoir une mère d'enfant en situation de handicap, militante associative et chargée de projet :

> *ça m'a beaucoup travaillée depuis la dernière fois. [...], ça me fait énormément réfléchir et ça a eu un impact sur mes derniers choix, là, très récemment. Après, je dis pas que ça va changer ma vie, mais en tout cas, c'est... voilà, c'est un des moments forts pour moi de ces échanges, c'est d'avoir entendu ce mot de la part de quelqu'un d'extrêmement bienveillant* (Denise).

La RP peut aussi faire émerger la conscience d'être un sujet sachant et légitime. Elisabeth témoigne de ceci, en mettant en parallèle certaines discussions au sein de la RP et les nombreux récits qu'elle a recueillis au fil des ans auprès d'autres patients avec qui elle partage ses expériences :

> *je constate qu'il y a beaucoup de similitudes [...] J'ai constaté... enfin sans le vouloir, j'ai fait un travail de recherche* [avec ces personnes], *mais c'est vraiment... je n'ai*

pas fait d'écrit, c'est depuis le diagnostic de la maladie. Au début c'était au bout de six mois, j'avais déjà rencontré à peu près sept-huit personnes... [...] La douleur au quotidien, voilà, ça c'est un truc qui est général [...] j'avais constaté en général que les gens, les patients [...] ne se sentaient pas assez considérés en maladie chronique ...

C'est aussi le sentiment et l'expérience éprouvés de reprendre prise sur la maladie qui est exprimé : le fait de regagner ce que la maladie et sa prise en soin, -en ce qu'elle est parfois chaotique et productrice de violences, a pu faire perdre de confiance en ses capacités physiques, psychologiques et épistémiques. De même, les échanges qui visent à soutenir le processus biographique permettent de stabiliser une identité, de *« réguler le mouvant »* (Bruno). C'est aussi l'émergence d'une certaine identité : « *l'utilisation, l'expression, la transmission de certains mots, produisent des effets identitaires sur la personne qui les partage et qui les produit » (Sophie).* Le langage utilisé pour parler de soi et de son rapport au monde participe à la construction de sa place dans la RP, et plus généralement de sa place de citoyen porteur de savoirs dans une démocratie qui se voudrait inclusive.

Pour autant, force est de constater que les différentes contraintes des membres du groupe, les contingences de la « vie vulnérable », peuvent avoir comme effets d'éloigner certain.es participant.es de la « vie de la recherche ». En termes de communication, si des mails, appels téléphoniques ou messages personnels ont pu être échangés entre chercheurs, patients, aidants, d'autres formes de maintien de lien et de transmission plus simultanée de la vie du groupe pourraient être envisagées : par exemple un fichier partagé, consultable et modifiable en temps réel qui permettrait de suivre les actualités de la recherche et la vie du groupe, que cela concerne l'organisation de manifestation de restitution, la rédaction de rapports, de livres… ou encore par la diffusion d'une *newsletter*. Ce travail d'actualisation pouvant être plus ou moins conséquent, nécessité est faite de confier la mission à une personne identifiée. En lien avec la question des productions écrites et celle la formation, une autre piste d'amélioration est proposée, qui consiste en la formalisation de temps d'échanges dans le but « *d'expliquer les textes académiques, le vocabulaire et d'informer de la circulation de la recherche* » (Carole). Ce point soulève plus largement la question d'une **proposition de formation interdisciplinaire en sciences participatives de type diplôme universitaire en formation initiale ou en formation continue, pour toutes les personnes ayant envie de s'initier à la recherche participative** ; proposition qui viendrait compléter l'offre existante en éducation thérapeutique du patient à partir des analyses que nous venons de développer. Formés aux grandes étapes du processus de recherche à partir d'illustrations et d'échanges avec les acteurs (tous statuts confondus), les participants seraient mieux outillés pour penser leur engagement dans ce type de dispositif.

Enfin et surtout, il nous semble que **la recherche participative doit s'inscrire dans une dynamique et des temporalités bien plus larges que le strict périmètre inhérent à toute recherche et considérer que les résultats en tant que tels circuleront et feront Société. Il est ici question de la transposition de l'expérience dans de nouveaux collectifs et de nouvelles circonstances.**

Dimension participative *via* l'analyse du discours

Bruno Hubert

Notre démarche de recherche est double : elle s'intéresse aux conditions de la participation dans des recherches collaboratives en santé mais il s'agit en même temps d'une recherche collaborative dont nous allons analyser dans ce chapitre la dynamique de participation. Comment en effet attester d'une recherche qu'elle soit réellement participative ? Peut-on le décider d'emblée ou est-ce un défi qui se rejoue sans cesse tout au long du dispositif ? Pour René Barbier (1996), il faut entendre :

> le mot "participation" dans son sens le plus fort épistémologiquement : on ne peut rien connaître de ce qui nous intéresse (le monde affectif) sans que nous soyons vraiment concernés personnellement par l'expérience dans l'intégralité de notre vie émotionnelle, sensorielle, imaginative, rationnelle (*Ibid*, p.48).

Dans cette perspective, notre objectif d'évaluation de la participation s'avère délicat mais nous nous proposons malgré tout d'en repérer des traces dans l'analyse du discours des *focus groups*. La charte des sciences et recherches participatives en France de 2017 insiste sur le développement des interactions, nous nous demanderons donc par quels mécanismes celles-ci s'instaurent progressivement, afin d'identifier des postures possiblement facilitatrices de participation.

Des interventions également réparties et qui s'installent dans une temporalité autorisant la pensée des différents participants

Commençons par une observation quantitative des interventions de chacun·e qui donne une première idée du poids des personnes, quel que soit leur statut. Ce qui est très notable, c'est d'abord l'équilibre dans la répartition des prises de parole des acteurs·trices qui dure tout au long des entretiens de groupe : chacun·e va parler successivement sans qu'une catégorie de personnes se voie favorisée quand on regarde le nombre et la dimension des différentes interventions.

Ensuite, un des indicateurs de la participation est la construction du discours au fil des *focus groups*. Alors qu'ils sont organisés sur le mode du dialogue, le texte de la transcription montre des interventions assez longues où tour à tour une personne du groupe développe sa pensée.

Les émotions et les expériences vécues y sont narrées en se faisant écho. Ce n'est pas une personne qui monopolise la parole mais quel que soit son statut, chacun·e se met alternati-

> Exemple *focus group* 1, page 26
>
> Intervention de Clara : 41 lignes de L.866 à 907
> Comment son expérience de recherche auprès des patients victimes du cancer de la prostate l'a bousculée comme professionnelle infirmière
>
> Martine : 2 lignes de relance
>
> Intervention de Marie : 28 lignes de L. 910 à 938
>
> Même expérience d'« interviews de patients » « j'ai moi-même été interviewer des patients, je me suis retrouvée, je pense, à une en particulier. C'était mon papa au féminin ; elle vivait ce que mon papa avait vécu »

vement en position d'écoute. Chacun·e a le temps d'instaurer son récit et cela n'est pas si commun au sein d'un groupe avec autant de personnes.

L'intervention de Clara occupe 41 lignes de la retranscription, elle prend le temps de développer le rendre compte de sa recherche participative et explique comment elle a vécu celle-ci sur le plan de son identité d'infirmière car cela a remis complètement en cause la qualité de son travail : *« je pensais pas qu'on était... pas si mauvais, mais...* » (FG1 L.892). Le fait de pouvoir s'installer dans le récit permet à chaque sujet participant à la recherche collaborative de faire exister la sienne à côté de celle des autres ; la narration prend le temps de faire une place aux émotions ressenties dont Atkins et Murphy (1993) reconnaissent le rôle dans le processus réflexif. A ce moment-là, la forme orale, plus proche d'un discours « spontané » qui ne se soucie pas trop de la forme, des inévitables hésitations ou redondances, semble faciliter le processus de mise en mots. La pensée peut ainsi se déplier en direct, dépasser le stade d'une parole atomisée assez caractéristique de notre société contemporaine. La temporalité autorise chacun·e à refigurer son expérience qui devient partageable, la recherche collaborative de chacun faisant écho chez ceux qui la reçoivent. Le fait de laisser chacun·e prendre le temps du racontage (Hubert, 2021), de tisser la trame de son conte, de ne pas bousculer le récit, facilite le déploiement de ce que Alhadeff-Jones (2018) a bien décrit dans son approche rythmologique. Chacun·e a pour le coup le sentiment justifié de participer activement à la recherche, tellement la mise en histoire va permettre à celui qui l'entend ce que Jean-Marie Schaeffer (1999) nomme « l'immersion fictionnelle », l'incomplétude de l'univers fictionnel permettant un état dynamique de réception par l'autre, qui peut investir affectivement le conte en empathie avec les personnages, avec les lieux, avec les événements, qui entrent en résonnance avec son propre vécu. Ainsi Marie va à la fois s'appuyer sur l'intervention de Clara mais aussi développer son propre récit (28 lignes) et pouvoir à son tour inscrire sa propre participation. Organiser un espace où chacun·e puisse élargir sa pensée tout en ayant l'impression qu'il y a une place pour l'écoute de l'intime (Foessel, 2008) au sein du collectif, c'est peut-être déjà un premier indicateur de participation.

On pourrait penser que cette installation dans une certaine temporalité des différentes interventions est spécifique au premier *focus group* qui permet aux personnes d'à la fois se présenter et d'expliciter leur propre expérience de recherches collaboratives, mais si nous regardons les étendues des interventions lors du début du deuxième *focus group*, nous constatons le même phénomène, ainsi qu'en atteste le tableau qui suit. Ce qui est intéressant également, c'est que le nombre de lignes n'est pas en corrélation avec le statut des personnes ; les chercheurs par exemple ne parlent pas quantitativement plus que les autres.

Nom /statut	**Nombre de lignes**
Elisa-beth/patiente	16 (L.1924 à 1939)
Na-dine/soignante	19 (L.2016 à 2035)
Char-lotte/usager partenaire	20 (L.2047 à 2067)
Ma-rie/représentan te des usagers	65 (L.2090 à 2154)
Sophie/ cher-cheure	31 (L.2184 à 2214)
Anne/ cher-cheure	15 (L.2226 à 2241)
Christophe / chercheur	36 (L.2271 à 2307)

Le troisième *focus group* fonctionne un peu différemment parce qu'il a été organisé à partir de trois récits préalablement choisis mais on retrouve le même phénomène de répartition de la parole dans le quatrième *focus group*, ainsi que le montre le tableau ci-après :

Nom/statut	**Nombre de lignes**
Anne/chercheure	10 (L.5398 à 5407)
Auré-lien/chercheur	24 (L.5411 à 5434)
Denise/proche aidante	13 (L.5437 à 5450)
Na-dine/soignate	13 (L.5455 à 5467)
So-phie/chercheure	16 (L.5471 à 5486)
Char-lotte/usager partenaire	12 puis 9 puis 5 (L.5491 à 5525)
Chris-tine/chercheure	31 (L.5565 à 5595)
Elisa-beth/patiente	26 (L.5615 à 5640)

Chacun·e a le temps de développer un point de vue ancré dans son histoire, ce qui participe à la capitalisation des expériences : « *une clé d'une dynamique démocratique c'est effectivement le temps* » (FG3 L.5558), les *focus groups* se déroulant sur au moins trois heures, d'autant qu'écouter une pensée qui se déploie oblige aussi à « *savoir se taire* » (Séverine, FG3 L.5975), à accueillir le récit de l'autre.

Une retranscription des *focus groups* mode tapisserie de Bayeux

Le texte des *focus groups* fonctionne comme la juxtaposition de récits en « je » chacun identifiable, comme nous venons de le montrer, mais ce qui est remarquable, c'est que les récits s'ajoutent et se font écho, plus qu'ils ne se juxtaposent, comme si ces courts récits s'articulaient pour n'en former qu'un seul, d'où l'image de la tapisserie de Bayeux.

> *Et sans doute – en tout cas, c'est une des visées que **je** me donne – **je** pense que des échanges que **nous** avons, nous pourrons à la fin pouvoir décliner des critères de participation, voilà. Et puis deuxièmement, effectivement, quand **tu** évoques cette idée que dans la temporalité de la recherche, en écho d'ailleurs à ce que disait Marie, dans la temporalité de la recherche, effectivement les professionnels de santé – par rapport à l'expérience que tu évoquais Anne lors du précédent focus – les professionnels de santé ont été un levier, ont joué un rôle de levier pour ce qu'on appelle recherche le recrutement hein.* (FG2 L. 2252 à 2258)

Dans l'extrait ci-dessus, nous nous intéressons aux références faites aux récits précédents, surlignées en gris ; ce qui frappe, ce sont les interventions qui signifient un accueil et des liens établis entre les récits : « *en écho d'ailleurs à ce que disait Marie (...) par rapport à l'expérience que du tu évoquais Anne lors du précédent focus* ». Cet accueil des récits est systématique au niveau de l'animation des *focus,* comme le montrent les exemples suivants : « *il y a parfois comme a dit Nadine* » (FG1 L. 319), « *telle que l'a posé Christophe* » (FG2 L. 2475) « *en partant de l'échange de Charlotte* » (FG2 L. 2709).

Mais ce qu'il y a de remarquable, c'est que cela ne se limite pas à l'animation ; chacun.e a le souci dans ses interventions de nommer une des personnes qui l'a précédé.e : « *je suis d'accord avec Sophie sur la variété des retours* » (FG1 L. 1366) « *que tu évoquais Anne* » (FG2 L. 2557), « *pour reprendre ce qu'a dit Hélène* » (FG2 L. 2774). L'historicité des propos repris apparaît comme trace d'une communauté qui se construit. Donc à la fois chacun·e déroule son récit mais il ou elle tisse des liens avec les autres membres du groupe, ce qui, si on se réfère aux niveaux de Haklay (2013) relèverait plus de la collaboration que de la simple participation.

L'extrait précédent donne également une idée du travail de tissage des différentes expériences avec des références nommément explicites et un jeu au niveau des pronoms personnels usités (en caractères gras), le « je » se confrontant aux différents « tu » pour construire le « nous », collectif de la recherche. Nous retrouvons ce même mouvement dans un

> Jean-Charles : *Ouais, **je** vais être court, mais ça fait écho à tout ça quand Christophe parlait de l'aspect thérapeutique, et puis **je** rebondis sur ce qu'Hélène **nous** dit par rapport à cet... voilà, le psy, le chercheur. **Je** pense que l'investissement – et **moi je** l'ai vu dans **ma** recherche – impliquait et emmenait avec **nous** les patients. Et puis **on** l'a vu, je crois que c'est Nadine qui en parlait la dernière fois, et puis **on** l'a évoqué, c'est la mobilisation émotionnelle que cette recherche participative peut entrainer chez les uns et chez les autres. Mais **je** trouve qu'en particulier chez les patients, **on** a une responsabilité vis-à-vis des patients qu'**on** embarque avec **nous** sur la transformation que ça peut opérer chez eux sur des choses inattendues, sur la mobilisation par rapport à leur propre histoire, etc. Et **je** pense que dans le protocole de recherche, dans les considérations éthiques, il y aurait une attention à voir sur l'accompagnement des différents membres de l'équipe, par rapport aux transformations que ça peut opérer. En fait en tant que chercheur académique, **on** est souvent un peu, entre guillemets, protégé par distance qu'**on** va avoir avec l'objet, le sujet, etc. Et puis voilà, il y a eu un truc un peu qui est très protecteur dans une position, mais qui renvoie la position dominante aussi il me semble, qu'**on** se donne ou qu'**on nous** donne. Et là, il y a quand même quelque chose qui est le principe démocratique. Ça **nous** met un peu tous au même niveau, mais du coup*

deuxième exemple issu du deuxième *focus group*.

Dans l'encadré ci-dessus, Jean-Charles commence son intervention en faisant référence à trois contributions précédentes : deux dans ce même focus (Christophe et Hélène) mais il cite aussi Nadine du focus précédent. La richesse des pronoms utilisés illustre aussi cette mise au travail des différents points de vue, le « nous » désignant à la fois le collectif de la recherche collaborative sur laquelle Jean-Charles s'appuie mais aussi le collectif pluri-catégoriel de la présente recherche. L'indéfini « on » porte les mêmes ambiguïtés, tantôt synonyme du « nous », tantôt force extérieure contre laquelle le collectif aura à s'opposer : « la position dominante qu'on nous donne ».

De la même façon, Christine décrit bien ce mouvement général d'une attention aux personnes qui prennent tour à tour la parole. Elle se réfère à la parole d'Elisabeth qu'elle nomme et qu'elle interpelle à l'aide de la deuxième personne : « tu » et elle généralise son propos à l'ensemble du groupe : chaque « je » va aller vers Elisabeth : « nous, on va aller vers Elisabeth » et c'est ainsi que la recherche collaborative se constitue en prenant en compte la parole singulière d'Elisabeth, recherche collaborative qui nourrit en retour chaque « je » des participants à la recherche collaborative qui va alors s'ajuster.

> *Et puis il y avait pour chacun – **moi je** parle pour **moi** – une attention à développer par rapport à telle personne qui est ceci, autre personne qui est cela, etc., qui chacun, à partir de son écosystème, son univers, etc., prend la parole et nous renvoie en fait quelque chose aussi. Tout à l'heure, Elisabeth., c'est passionnant tout ce qu'**elle** dit, voilà. Eh bah oui, bah **nous**, voilà, **on** va aller... **on** va vers Elisabeth, Elisabeth, **tu** parles d'adaptation. **Moi je** dirais plutôt « ajustement », un ajustement créateur dans lequel – c'est un mot de la Gestalt – qu'il faut faire. Et c'est justement dans ces ajustements créateurs qu'il y a quelque chose, ce que **je** disais tout à l'heure, d'une évolution, d'une organicité, de la posture et nourrie*. (Christine, FG4 L. 5819 à 5827)

Ce qui frappe c'est qu'à la fois chacun·e s'adresse au groupe, ainsi qu'en atteste la deuxième personne du pluriel : « *j'en ai jamais parlé à personne en fait donc... C'est vraiment... je vous le livre vraiment avec le ressenti que j'ai eu* » (FG1 L. 850) et en même temps on a souvent l'impression d'assister à une conversation entre deux personnes : « *Est-ce que quelqu'un souhaite intervenir ? Dialoguer avec Charlotte ? – Moi je veux bien (Rire) – Oui, allez-y Clara* » (FG1 L. 860 à 864).

Une posture particulière de l'animatrice

Ce qui est très net, c'est que cette nécessité impérieuse de faire une place à la parole de chacun·e est impulsée par les interventions de l'animatrice du groupe, Martine, qui commence systématiquement par l'accueil bienveillant : « *c'est très important ce que vous dites, Hélène* » (FG1 L. 79) » ou « *Merci beaucoup* » suivi du nom de la personne et un effort de mise en liens. À cet égard la page 24 constitue un parfait exemple : Martine accueille un long récit en « je » de Marie et elle le relie à l'ensemble du groupe : *« rejoint ce qu'ont dit l'ensemble des collègues* » (FG1 L. 801), « *comme cela a été dit* » (FG1 L. 803), *ce que vous venez de dire* (FG1 L. 804), « *comme vous l'avez dit* » (FG1 L. 808), dans un double mouvement de valorisation de la singularité et de souci de concerner chacun·e des individus à l'intérieur du groupe, jusqu'à s'effacer devant une autre singularité : « *Charlotte, c'est à vous* » (FG1 L. 814) et un autre récit en « je » va poursuivre un peu à la manière des ricochets sur l'eau. C'est peut-être ces conditions propres à ce que Cécile appelle « *partage biographique* » (FG1 L. 1754, Mailleux, 2013), « *l'occasion de mettre des mots sur des expériences individuelles en y trouvant une compréhension plus collective* » (FG1 L. 1760) qui rend la participation potentiellement collaborative.

À cet égard les interventions de Martine organisent à la fois la possibilité de la narration individuelle : « *on m'a même aidée à la prendre* [la parole] », celle de la conversation entre deux personnes dans laquelle chacun·e pourrait s'immiscer et enfin celle de la prise en compte collective de cette mosaïque de conversations. Cela fait vraiment penser à la clinique dialogique mise en œuvre par Lani-Bayle (2019) mais une clinique dialogique où les rôles de narrataire et narrateur ne sont pas préalablement déterminés, sauf qu'il y a quand même un cadre défini et maintenu avec ce que nous appelons une éthique de la délicatesse (Janner-Raimondi, 2020, Hubert, 2023) par l'animatrice. Jean-Claude (FG4) parle de *« figure du groupe », « de figure du chercheur »* qui permettrait *« d'être les enquêtés de nous-mêmes »*, statut qui l'empêcherait par ailleurs de faire part de sa propre expérience et la contraindrait à participer autrement que par la narration à la démarche collaborative, sa posture empathique se distillant par contagion à l'ensemble des membres du groupe en ce qui concerne l'accueil de la parole de chacun.e. Envisager la recherche collaborative au travers de l'éthique de la délicatesse, « *ce n'est pas seulement permettre le bon fonctionnement du groupe et s'appuyer sur l'expression de chacun·e pour susciter une émulation, c'est créer les conditions pour que chaque participant·e pense à la fois sa parole digne d'être entendue, et la parole de l'autre précieuse pour lui-même* » (Hubert, 2023, p. 129).

Des « je » qui se déplacent par *feed-back* du « nous »

Il n'y a plus à ce stade de chercheur, de soignant, d'accompagnant ou de malade, mais d'autres êtres humains qui, par leur posture, vont modestement co-élaborer mutuellement un cheminement commun, dans le dépassement d'un vécu singulier qui aura été pris en compte, dans une ouverture au déplacement. D'ailleurs, au fil de la recherche, les statuts apparaissent plus métissés qu'ils n'y paraissaient au premier abord, la vie se moquant bien de l'assignation sociale, chaque sujet se retrouvant souvent à l'intersection de plusieurs vécus que le processus participatif fait résonner : qui dans la sphère personnelle n'a jamais été confronté à la maladie d'un proche et aux difficultés qu'elle implique ?

Dans de nombreux passages des *verbatims*, des personnes évoquent un déplacement, un pas de côté :

> *Et j'ai juste un tout petit peu fait un pas de côté dans ma posture humaine. Et ce pas de côté, c'est souvent ce qui nous permet de conserver la relation dans quelque chose de juste en somme, d'un point de vue de l'écoute et de l'éthique* (FG1 L. 322) *(...) Et c'est là où il faut garder quelque chose de vivant dans la possibilité d'un tout petit peu se décaler de sa posture de départ, pour pouvoir poursuivre le projet »* (FG1 L. 330).

Nous retrouvons cela ligne 741 : « *J'ai quelque part cédé sur certains aspects qui contrevenaient à ce que j'avais appris » ou « bah moi cela me permettait d'avoir un autre regard* » (FG1 L. 889) « *je pensais pas qu'on était... pas si mauvais, mais...* (Rire) » (FG1 L. 892) ou « *transformer les résultats en pièce de théâtre, ça s'appelle théâtre de témoignage* » (FG1 L. 37). Christine parle d'« ajustement créateur » (FG1 L. 5825), ce « *mouvement qui est le véritable contact à l'autre* », « *une action agissante, formative* » (FG4 L. 6368).

Ce qui est notable, c'est que cette transformation se révèle plus passage d'un état à un autre un peu différent car finalement le champ lexical du mouvement n'est pas si présent dans les champs lexicaux développés dans le focus 4. Un des indicateurs de participation réside probablement aussi dans cette impression de chacun·e de ne plus être exactement le ou la même qu'au début de la recherche, de s'être déplacé·e, même s'il est quelquefois peu aisé d'exprimer en quoi et de quelle manière.

Eléments de conclusion : comment favoriser la collaboration ?

L'analyse des discours des *focus groups* permet donc de dégager des pistes pour favoriser la collaboration et cela commence par l'instauration d'un cadre éthique qui demande une grande délicatesse à la personne qui anime le groupe et qui va en quelque sorte incarner ce cadre, par l'exemple qu'elle donne en accueillant la parole de chacun, en la valorisant, en facilitant une distribution à la fois incitatrice de cette parole, tout en sachant attendre que chacun s'autorise à la prendre. C'est un exercice difficile, d'où l'utilisation du terme « délicat » qui dit à la fois la nécessité de rassurer mais aussi de laisser du jeu pour faire une place aux possibles (Hubert, 2023, p. 122). La « délicatesse » renvoie au savoir-faire, à la prévenance pour ne pas brusquer la fragilité d'une personne, chacun·e étant dans l'entreprise collaborative dans une situation de co-vulnérabilité qu'il importe d'appréhender et d'apprivoiser. Le langage verbal mais aussi corporel s'avère fondamental dans la manière d'instaurer les relations au sein du groupe de recherche qui doivent à la fois favoriser les formes de récits singuliers et aussi faciliter l'intérêt de chacun·e pour ceux-ci. Il importe notamment que sans confisquer la parole, chacun puisse suffisamment installer son récit face aux autres pour que le sujet qui raconte accède dans une perspective vygotskienne (Vygotski, 1934) à une pensée qui se déploie. A cet égard les interactions écrit/oral semblent plutôt constituer un étayage, l'oral étant possiblement moins lourd au niveau des normes académiques à respecter.

On ne peut donc décider d'emblée de la dynamique participative d'une recherche parce que celle-ci s'ajuste tout au long mais l'analyse des *focus groups* tend quand même à montrer que celle-ci se co-construit, qu'elle suppose une volonté et une vigilance de chacune des personnes quel que soit leur statut, et que cette dynamique participative s'inscrit dans des postures garanties par le groupe tout entier et particulièrement par son animateur·trice. Nous voyons aussi que les critères de longueur du discours, d'accueil de l'autre, de reprise des points de vue, de partage de parole sont susceptibles de constituer une évaluation de cette participation. Le travail d'analyse du discours durant les focus groups montre une égalité dans la répartition des prises de parole des acteurs qui dure tout au long des entretiens de groupe.

Un journal de recherche

Jean-Claude Bourguignon

Vendredi 8 octobre 2021

> « Le soin est une fonction en partage, relevant de l'alliance dialectique, créative, des soignants et des soignés qui, ensemble, font éclore une dynamique singulière, notamment tissée grâce à la spécificité des sujets qu'ils sont. »
>
> Cynthia Fleury, *Le soin est un humanisme*, Tracts n° 6, Gallimard, 2019, p. 20.

Pour inaugurer ce journal, j'ai choisi cette citation de Cynthia Fleury, qui me semble emblématique de l'esprit qui anime cette recherche et ses participants. Tel est en effet le sentiment que m'inspirent tant la première rencontre du 3 septembre (présentation de la recherche et des participants) que le *focus group* de ce matin 8 octobre où nous étions appelés à présenter une recherche à laquelle nous avons participé, à échanger autour de ces expériences et à commencer à identifier les problématiques liées aux « recherches participatives », à en repérer « les leviers et les freins ».

Avant d'aller plus avant dans la manière dont j'ai perçu et éprouvé les échanges de ce matin, je voudrais faire état de quelques réflexions d'ordre général qui me sont venues quant à la dimension « participative » de la présente recherche, à son dispositif et à son « terrain ».

« Recherche participative » sur « les recherches participatives », la recherche « Regards et expertises » se doit – *doublement* si l'on peut dire – de mettre en place les conditions de co-construction, d'« égalité présupposée » (Rancière) des statuts, des expériences, des savoirs entre ses membres. Cette exigence se traduit par le souci constant non seulement de « laisser » la parole à chacun.e des participant.e.s mais d'« entendre » cette parole, de lui permettre de s'expliciter, qu'elle vienne des enseignants-chercheurs, des professionnels ou des patients, tous et toutes membres à part égale de la recherche. D'une certaine façon et à ne s'en tenir qu'à ce point de vue, la visio (puisque ces rencontres et *focus groups* prennent cette voie) *réalise* spatialement cette condition d'égalité, puisque chacun et chacune y occupe le même « carré », la même portion d'écran, et que, par ailleurs, par un mystère (pour moi) de la technologie, les « carrés » ne restent pas figés dans le même ordre, ne composent pas toujours le même « tableau » mais se reconfigurent sur l'écran, telle personne apparaissant d'abord en haut à gauche se retrouvant en bas à droite, etc.

J'ai été impressionné par la richesse conceptuelle des documents fixant le cadre et les objets de la recherche ainsi que par la précision apportée à son organisation. Comme si l'ouverture et l'horizontalité appelées par une recherche fondamentalement participative requérait d'autant plus de prévision, de clarté et d'exactitude. Cela n'empêche pas, comme on le verra dans mon cas, les mauvaises compréhensions de départ ni les interrogations (ces dernières me semblant faire partie intégrante de la recherche)

Le dispositif de la recherche est fondé sur une succession de focus groups devant préciser et approfondir à mesure les problématiques de la « recherche participative » en tant que mode spécifique de recherche. Contrairement à ce que j'avais cru comprendre dans un premier temps, les participants à la recherche ne sont pas distribués en groupes plus restreints se réunissant parallèlement sous la conduite d'un.e animateur/trice. C'est l'ensemble du groupe de recherche, composé d'une trentaine de membres, qui est à chaque fois sollicité. Y aura-t-il, dans la suite des travaux et en fonction des tâches à venir, des regroupements plus restreints ? Comment en particulier seront traitées les tâches de rédaction, d'écriture de la recherche (et que sera d'ailleurs cette écriture) ? Mais sans doute ces questions sont-elles prématurées et devrons-nous y répondre collectivement à mesure.

Samedi 9 octobre 2021

J'irai tout à l'heure au cabinet d'infirmiers me faire retirer le baxter qui permet la diffusion en ambulatoire du produit qui compose maintenant l'essentiel de ma cure bimensuelle de chimiothérapie.

Je poursuis dans le fil de ce que j'ai engagé hier. Toujours au titre des généralités, j'en viens à ce qui me paraît être le caractère le plus singulier de cette recherche et à ses conséquences tant en termes de dispositif que de « terrain » : sa dimension « méta ». « Recherche participative sur les recherches participatives », comme je l'ai écrit hier, cette recherche vise, à partir de la mise en réflexivité et de la mise en miroir et en partage d'expériences individuelles, à produire une expérience commune propre à générer un corps de savoirs (savoirs, savoir-être, savoir-faire) sur les conditions et les enjeux organisationnels, institutionnels, posturaux, relationnels, éthiques et politiques de ce qui *fait* une recherche *participative*.

Comment cette dimension « méta » de la recherche se traduit-elle si on la considère sous l'angle de ce que l'on appelle habituellement un « terrain » ? Ce qui une façon de se demander quel est le « terrain » de cette recherche. Il semble bien que l'on puisse répondre que ce sont les participants de la recherche, en tant qu'ils sont *porteurs* d'expériences de recherches participatives, qui constituent ce terrain. Ce qui ne va pas sans créer une situation de recherche assez singulière dans laquelle les chercheurs sont à eux-mêmes leur propre objet de recherche, les enquêteurs sont en même temps les enquêtés.

D'avoir pointé cette situation (me) permet de mieux comprendre certains éléments du dispositif mis en place. Et d'abord le choix du « grand collectif » pour les *focus group* : c'est au groupe en son entier qu'est dévolu le rôle de constituer « l'instance de recherche » (je ne sais le dire autrement) à partir des expériences de chacun.e des membres qui le composent. On pourrait dire ainsi que le Groupe est Le Chercheur et ses membres les enquêtés sur lesquels (*avec* lesquels, puisque nous sommes dans une recherche participative) le Groupe mène sa recherche (sur le principe herméneutique du Tout qui est davantage que la somme de ses parties) ; enquêtés qui sont eux-mêmes dans un processus de recherche sur leurs expériences de recherche et, si mon hypothèse a quelque pertinence, de constitution, à partir du partage de ces expériences et des échanges autour d'elles, de cette instance de recherche que serait le Groupe. Ici semble se reconduire le *double espace heuristique* que la recherche biographique reconnaît dans l'interaction et l'interlocution entre le chercheur et la ou les personnes avec laquelle/lesquelles il travaille : l'espace heuristique du chercheur poursuivant ses objectifs de recherche mais aussi, et ne se confondant pas avec ce dernier, celui de l'enquêté enquêtant sur lui-même.

Dimanche 11 octobre 2021

Aujourd'hui sera jour de pause dans la rédaction de ce journal.

Lundi 12 octobre 2021

Je n'en ai décidément pas fini avec mes remarques d'ordre général sur le dispositif à la fois méta- et auto-réflexif de notre recherche et j'espère qu'il y a là davantage que des « élucubrations » sans pertinence ni fondement. Il se peut aussi que je me prenne au jeu de ce journal de recherche mais il ne faudrait pas qu'il ne soit à son tour qu'une réflexion « méta »…

Je voudrais aujourd'hui interroger, en relation avec ce que j'ai essayé de poser hier, deux autres « éléments » du dispositif des *focus group*, à savoir la fonction (mais le mot est trop… fonctionnel) de sa « conduite » et de son « animation » (sont-ce les bons termes ?) et celle de ses « observateurs ».

Il me semble que « Martine » qui assure cette fonction de conduite et d'animation (et dont je mets ici le nom entre guillemets pour signifier la non personnalisation de mon propos) est la *projection* et la *voix* de « l'instance de recherche » que j'ai voulu voir dans le Groupe. Elle représente donc pour nous, participants impliqués de la recherche (*impliqués* en tant que nous sommes chacun.e dans ce processus de réflexivité sur nos expériences de recherche), beaucoup plus ou plutôt encore autre chose que « l'animatrice » du *focus group* : elle incarne le Groupe, elle est non pas le *tiers* (au sens où on l'entend d'ordinaire avec ses connotations de neutralité, de non parti-pris, de surface de projection, de possibles résolutions des difficultés ou des conflits) mais la *figure* du Groupe Chercheur, en face de laquelle ou dans le rapport à laquelle les participants à la recherche vont pouvoir *faire expérience commune* de leurs expériences particulières. On peut comprendre dès lors qu'au titre de ce positionnement en tant que figure et voix du Groupe Chercheur, Martine (cette fois sans guillemets) hésite et peut-être renonce, comme elle l'a fait lors de ce premier *focus group*, à évoquer ses propres expériences de recherches participatives, pour ne pas être elle-même dans la confusion des places et peut-être surtout pour ne pas porter la confusion dans l'esprit des participants. Mais ce n'est là encore une fois qu'une hypothèse.

J'en viens à la fonction et à la position des « observateurs » qui font partie intégrante du dispositif mais dont la caractéristique est de *ne pas avoir d'expérience* dans le domaine de la recherche participative. À eux revient la tâche, depuis leurs inscriptions et compétences personnelles et professionnelles, de formuler des commentaires, des analyses sur les expériences relatées au sein des *focus groups* et sur les échanges qu'elles ont suscités. À leur endroit on pourrait dire qu'ils sont des *tiers*, qu'ils sont l'Autre de la Recherche, un autre dont on attend des *retours*, non pas au sens de « reflets miroirs » mais d'éclairages, de « points de voir » singuliers et éventuellement inattendus.

Mardi 13 octobre 2021

Relisant ce que j'ai écrit jusqu'ici, je m'interroge sur la raison qui m'a fait évoquer samedi mes cures de chimiothérapie. Laisser place à cet « écart » dans l'écriture du journal de recherche dont nous avons reconnu la possibilité lors de notre première rencontre ? Me situer personnellement dans cette expérience de la maladie et du soin, en nommant mon cancer ? Introduire cette « qualification » de malade au titre de ma participation dans cette recherche ?

Mercredi 14 octobre 2021

Hier, je ne suis finalement pas allé plus loin que les questions posées quant à la mise en présence de mon état de santé dans ce journal. C'est drôle cet usage de l'expression « état de santé » qui signifie toujours de fait « état de maladie ». Pour le justifier, on peut toujours revenir à Canguilhem et à son analyse de la maladie comme « allure de la vie ».

J'aurais encore à m'interroger sur cet autre élément de notre dispositif de recherche qu'est la tenue de ce journal de recherche, sur sa fonction et sur l'usage qui va en être fait, mais je décide d'en venir aujourd'hui (enfin !) au *focus group* du 8 octobre et aux impressions, réactions et commentaires dont je peux faire état à son propos.

Je soulignerai d'abord – et ces impressions seront sans doute assez unanimement partagées – la richesse et la variété des situations et des expériences présentées, la diversité des points de vue qui ont pu s'y exprimer (en fonction des personnes, de leur positionnement professionnel, de leurs « intérêts de recherche »), l'engagement et souvent l'implication émotionnelle qui ont accompagné ces présentations et leur partage. La co-présence dans la recherche d'enseignants-chercheurs, de malades, de professionnels de l'action sociale et du soin, garantit une pluralité bienvenue et nécessaire d'entrées, d'expériences et de points-de-vue.

La parole des malades (je pense en particulier aux propos d'Elisabeth) nous rappelle chaque fois à l'essentiel, qu'il s'agisse de la réalité de la douleur, du « parcours de combattant » sanitaire mais aussi administratif que représente une maladie chronique, des handicaps invisibles dont elle peut s'accompagner et des dénis auxquels ils peuvent donner lieu. La maladie n'est pas seulement une question médicale, elle s'inscrit dans un écosystème organisationnel et institutionnel mais aussi mental et représentationnel, elle engage des enjeux éthiques et politiques qui, comme Martine a eu l'occasion de le rappeler, interrogent les mises en œuvre de la démocratie.

Des lignes de force et des thématisations qui ont pu se dégager à partir de ce partage d'expériences et que les commentaires des « observateurs » ont très pertinemment mises en exergue, je retiens celles-ci :

– la question des temporalités : temporalité de la maladie, du sujet malade, du soin, temporalité sociale au sens large, toutes n'étant pas synchrones, ne s'accordant pas, voire se heurtant ; et puis temporalité de la recherche qui doit compter avec ces temporalités éventuellement désaccordées, qui doit « prendre le temps », entrer dans le temps des sujets malades.

– la question de la parole et du récit des personnes malades : « Comment entendre ou lire ce que disent ou écrivent les patients », interroge Séverine l'« observatrice » ; et encore : « Qu'en entendons-nous, que disons-nous de ce que nous recueillons des patients ? ». La recherche biographique n'est pas sans réponses face à de tels questionnements mais elle doit affirmer qu'en la matière l'instrumentation méthodologique (tant au niveau du recueil de la parole que de son analyse) est indissociable d'un positionnement éthique ayant pour premier principe de reconnaître le patient comme un « sujet ». Ce qu'écrit Cynthia Fleury : « Il n'y a pas de maladie mais seulement des sujets qui tombent malades [...] la reconnaissance de cette subjectivité est la seule opérationnelle pour la production d'un soin[8] » vaut tout autant pour la recherche. Cette reconnaissance du sujet donne des responsabilités et des « obligations » aux chercheurs en termes d'attitudes et de postures dans la relation aux personnes malades et dans l'écoute et le recueil de leur parole, dans la restitution de cette parole lorsqu'elle retranscrite, dans la restitution de la recherche elle-même à laquelle les malades ont apporté leur contribution et dont ils sont les premiers « acteurs ».

– la question de l'« utilité » et de la « valeur » de la recherche : À quoi sert la recherche ? Que vaut la recherche ? On pourrait ajouter : À qui sert la recherche ? Il s'agit là d'un questionnement de fond et il est heureux qu'il intervienne dès nos premiers travaux tant il est central, me semble-t-il, pour orienter notre réflexion sur la recherche participative. Se poser

---

[8] Cynthia Fleury, *Le soin est un humanisme*, p. 30.

ces questions c'est à l'évidence « interroger » le modèle canonique de la recherche tel qu'il est emprunté aux « sciences dures », qui travaillent quant à elles sur des « objets », dont la visée est exclusivement « scientifique » au sens où elles ont « naturellement » pour objet de produire du savoir. Dans ce cas, la recherche « sert » à augmenter la somme des connaissances sur le monde, elle « vaut » ce que valent les procédures d'investigation, d'expérimentation, de vérification et validation qu'elle met en place ainsi que les résultats dont elle peut faire état. Quant à savoir « qui » elle sert, on peut répondre à différents niveaux : le chercheur lui-même (l'équipe de recherche) et ses instances de tutelle, la « science » et la communauté scientifique, les organismes ou entreprises susceptibles d'en tirer des « applications », etc. Mais jamais n'entrera en considération – et pour cause – un « bénéficiaire » qui serait du côté de l'« objet » de la recherche. Dès lors, la recherche n'aura d'autre « débouché » que sa diffusion (communications, articles, ouvrages, etc.), son partage et sa reconnaissance dans le domaine disciplinaire dans lequel elle s'inscrit. Or c'est ce modèle qui a été importé et qui est encore largement en vigueur dans les « sciences humaines », formaté et protocolé par les usages académiques et universitaires faisant de la « publication », en même temps que le mode privilégié de reconnaissance des chercheurs, la visée et la fin dernière de la recherche.

Jeudi 16 octobre 2021

Je me suis arrêté en route hier et il faut aujourd'hui que je poursuive et peut-être clôture ce premier état de mon journal avant de l'adresser à Jean-Charles.

Mes réflexions d'hier sont largement inspirées par l'expérience de la recherche « E-Form Innov » dont nous avons parlé lors de ce premier *focus group* et à laquelle nous sommes plusieurs à avoir participé. Nous avons évoqué le « blocage », le

« non-aboutissement », « l'échec » de cette recherche, et je voudrais poursuive en me demandant *en quoi* consiste cet échec (avant même de me demander *pourquoi*), ce qui sera une manière peut-être plus concrète de réfléchir « en creux » sur cette question de l'utilité et de la valeur de la recherche.

La recherche E-Form Innov (2016-2019) avait pour objet d'identifier et de caractériser les différents handicaps auxquels sont confrontés des patients atteints de maladies auto-immunes rares (sclérodermie systémique et lupus systémique) lors de leur traitement par thérapie cellulaire ou biothérapies. Recherche qualitative et participative, elle sollicitait les témoignages et les récits des patients et les incluait dans la recherche comme « co-chercheurs » et producteurs de connaissances. La finalité de la recherche, à partir des expériences recueillies auprès des malades, était d'améliorer leur parcours de soins et de mettre en place avec eux une plate-forme collaborative où le partage de ces expériences et la circulation des connaissances des informations pourraient se poursuivre entre les patients eux-mêmes et avec tout leur environnement sanitaire et social (familles, associations de malades, institutions sanitaires, personnels soignants).

Le *focus group* du 8 octobre nous a donné l'occasion, en tant que participants à cette recherche, de dire qu'en raison d'un blocage à la fois relationnel, épistémique et juridique, cette recherche n'avait pu donner lieu à aucune communication ni publication *explicite* (quelques rares publications *détournées*). Cette absence de diffusion signe à l'évidence un premier échec académique, pour autant que la *publication*, comme je l'ai écrit hier, soit la visée première de toute recherche universitaire et le critère de la reconnaissance qu'elle peut valoir. Mais ce niveau d'échec pourrait n'être après tout que bien secondaire si on le compare aux engagements éthiques qu'impliquait la qualité *participative* de la recherche et aux finalités qu'elle s'était fixées. Cet échec-là, ce ratage-là est d'une tout autre gravité, parce qu'il ne tient pas le contrat passé avec les patients, la relation de confiance établie avec eux et, pour le dire en ces termes, la « promesse » annoncée de la recherche. Nous n'aurons pu donc ni restituer aux malades l'ensemble de leurs récits ni partager avec eux les « résultats » de la recherche ni *a fortiori* mettre en place la plate-forme collaborative qui devait être la traduction en acte et la poursuite par d'autres moyens de la recherche. Or les « connaissances » dont la recherche devait être productrice et porteuse engageaient à la fois des savoirs d'expérience, des manières de penser et d'agir *avec* la maladie, des espaces *publics* de partage, de relations et de mise en commun qui tous ensemble devaient pouvoir contribuer à un *pouvoir d'agir* des patients. C'est ce *manque* à l'endroit des malades qu'il faut d'abord déplorer et qui est le véritable nœud de l'échec de cette recherche.

Anatomie d'un trouble

Christine Delory-Momberger

À Jean-Claude Bourguignon
in memoriam

Une soudaine déroute générée par l'irruption d'émotions vives m'a plongée dans un profond désarroi alors que je désirais me mettre sans plus attendre à la préparation de ma contribution à la journée d'études « Mettre en dialogue la participation en santé »[9]. La disparition de Jean-Claude Bourguignon, mon compagnon, qui avait été au nombre des chercheurs participant à la recherche « Démocratie en santé » était encore trop proche et j'ai été saisie d'un trouble que je n'ai pas cherché à fuir. Ce texte tente de dénouer le fil de cette douloureuse confusion en suivant le mouvement interne qui m'a progressivement amenée à présenter une intervention forcément décalée et à écrire ce texte sous cette forme.

[9] Journée d'étude « Mettre en dialogue la participation en santé », 28 juin 2023, MSH Paris Nord Campus Condorcet, organisé par la MSH Lorraine et l'université Sorbonne Paris Nord, dans le cadre du GIS Le Sujet dans la Cité et les Unités de Recherche CREM & EXPERICE. Responsables scientifiques : Martine Janner-Raimondi et Sophie Arborio.

D'une impasse à une dérive exploratoire de la question de l'écoute

Nous nous étions inscrits tous les trois avec Anne Dizerbo, docteure en sciences de l'éducation et Jean-Claude Bourguignon dont certains extraits du journal d'investigation figurent dans ce livre collectif, dans la recherche participative « Démocratie en santé » pour partager l'expérience de notre recherche avec les malades chroniques atteints de sclérodermie systémique et de lupus. La table ronde « Des situations vécues, éprouvées pour préciser les attendus d'une écoute et d'un partage en démocratie en santé » qui accueillait mon intervention, me permettrait d'exposer la situation que nous avions traversées dans notre recherche, de partager les heurts et malheurs qui nous avaient affectés suite à un protocole imposé et contraignant qu'éthiquement nous désapprouvions et de donner voix à des paroles recueillies auprès de patients. Je pensais qu'à l'aune de mon intervention, en rendant compte du malaise ressenti, je problématiserais la question de l'écoute puisqu'elle avait été mise à mal par le protocole et que nous n'avions pu tenir nos engagements pour aller ensuite vers une exploration d'un thème qui m'est sensible, celui de la rencontre et du nouage de l'altérité et terminer par une réflexion concernant la notion de partage en démocratie en santé au travers de possibles médiums.

Je commence donc par l'écoute qui, telle que l'éprouve Jean-Philippe Pierron relève d'un « art de l'attention » (Pierron, 2021), d'une disponibilité à l'autre, dans un retrait de soi pour se laisser rejoindre au risque d'être touché, ému, voire perturbé par la personne écoutée. Il y a de soi en l'autre et de l'autre en soi, et les paroles émises s'imbriquent dans tout mouvement hétérobiographique sous-jacent et existant dans un échange (Delory-Momberger, 2001). Elles peuvent renvoyer l'écoutant à un moment de vie dont le souvenir gai ou sombre s'est effacé, à des inaccomplis de toutes natures, à des difficultés traversées. La relation d'écoute peut ouvrir à des champs de compréhension de soi menant à des transformations mais peut également produire des bouleversements sensibles et inattendus plus ou moins déstabilisants. Écouter, c'est accueillir l'autre dans sa présence physique et mentale, lui ouvrir l'hospitalité en le respectant mais c'est aussi être vigilant à soi-même, connaître ses limites, ses failles et ses forces. C'est chercher ensemble un seuil possible dans la relation et trouver sa place. Écouter, c'est accepter, c'est donner son temps à l'autre. Ce n'est pas chercher à expliquer, à répondre, à conseiller. Écouter, c'est entendre et c'est permettre à celui qui parle de s'entendre, de se reconnaître dans ses paroles et de se trouver.

La recherche biographique reconnait et est attentive au fait que le travail de biographisation à l'œuvre dans toute narration de soi - qu'elle se réalise en cercle intime, dans un contexte professionnel ou dans une situation de recherche - produit de manière différemment prononcée des effets de connaissance, éclairant de manière nouvelle des perceptions présentes de soi et de son environnement. Dans la relation d'écoute, des vulnérabilités sont également susceptibles d'affleurer, que ce soit chez l'écouté comme chez l'écoutant, mettant la situation en tension. Tant de choses se jouent dans une relation d'écoute, connues ou inconnues, visibles ou invisibles et leur prise en compte sensible est d'ordre prioritaire lorsqu'elle a lieu dans la mise en place d'un dispositif d'entretien visant à un recueil de données pour une recherche.

L'écouté, c'est-à-dire le narrateur, se livre à des actes de biographisation dans une parole adressée qu'il tient sur lui-même dans un contexte relationnel. Elle est organique et elle suivrait certainement une ligne narrative autre dans un environnement différent, les éléments s'ajustent en fonction du moment, des situations et des personnes en présence, c'est un processus empreint du sensible, nimbant cet « entre » subtil entre les êtres, émanations d'un intime « contenu au plus profond d'un être » mais qui s'élargit à « un soi qui n'est plus limité à soi » (Jullien, 2013, p. 22). La parole et l'expérience qu'elle rapporte, est également traversée par l'histoire, le social, le politique, elle est en grande partie faite de représentations, de croyances collectives, de discours des autres, elle est une parole d'époque et de société et la recherche biographique en fait une dimension constitutive de l'individualité. Aussi le chercheur en recherche biographique s'efforce-t-il d'avoir la connaissance la plus précise du champ et des contextes dans lesquels il développe sa recherche, il est dans une « écologie de l'attention », également attentif à la personne écoutée et à ses environnements relationnels, qu'ils soient familiaux, amicaux, professionnels (Citton, 2014). Le devenir biographique est toujours le produit d'une interaction entre l'action des individus et le déterminisme des structures, et la manière dont les personnes rendent compte par le récit (et se rendent compte à elles-mêmes) des voies et processus selon lesquels elles se sont constituées recoupent les structures synchroniques et diachroniques qui modèlent les parcours individuels. Mais c'est cependant bien la configuration singulière de faits, situations, de mises en relation, de significations, d'interprétations que chacun donne à sa propre existence et à son expérience qui fonde le sentiment qu'il a de lui-même comme être singulier que vise à saisir et à comprendre l'entretien de recherche biographique (Delory-Momberger, 2014).

Cela peut surprendre d'aborder la question de la relation d'entretien par le biais de l'écoute mais la posture du chercheur en recherche biographique prend grand soin d'être un écoutant. Il laisse se déployer de la manière la plus large et la plus ouverte possible l'espace de la parole et des formes d'existence de la personne avec laquelle il s'entretient. Il est dans la présence de la rencontre, sans protocole directif, ni questionnaire, seule une trame de quatre ou cinq items en lien avec la problématisation de sa recherche l'oriente et il ne posera ses questions qu'au moment voulu, sans jamais brusquer la relation. L'ordre canonique et quasi ontologique de la question et de la réponse ne peut alors qu'être renversé. Le chercheur tente de suivre au plus près le narrateur dans une écoute attentive dans les sinuosités, les bifurcations, les ruptures et les détours de sa narration.

Qui est le véritable questionneur dans un entretien biographique ? Celui qui se parle et se raconte ou celui qui écoute et qui reçoit ? Celui qui est à l'épreuve de son récit et, à travers lui, de ses formes d'existence, ou celui qui recueille les preuves de ce questionnement ? Et qui est le véritable questionné ? Celui qui, à travers son récit, met en œuvre l'herméneutique pratique de son existence ou celui qui cherche à entendre et à comprendre ce travail de l'interprétation ? Questionneur et questionné, chercheur et narrateur se rejoignent dans la relation d'écoute et font œuvre commune d'une situation qui a son ancrage dans une relation issue d'une rencontre.

La rencontre : d'un nouage de l'altérité à la notion de responsabilité envers l'autre

Le chercheur en recherche biographique est attentif au premier contact parce que ce moment ouvre un écart entre soi et l'autre (Jullien, 2012) et dans ce face-à-face originaire, des sentiments, des sensations et des émotions interfèrent, créant un terrain, à chaque fois singulier, déterminant la nature de la rencontre. L'écart sépare et met en tension l'autre et soi, il produit de l'entre qui représente un espace fécond où « ce qu'il a séparé, en fait des pôles d'intensité » (*Ibid.,* p. 49). L'entre engendré par l'écart est « à la fois la condition faisant lever de l'autre et la médiation qui nous relie à lui » (*Ibid.,* p.72), nouant ainsi une altérité car « en présence de l'autre, l'altérité est mise en jeu » (Meister & Nancy, 2021 ; p. 24). Il y a de soi dans l'autre et de l'autre en soi, phénomène générant des réciprocités hétérobiographiques qu'il est important de saisir pendant un entretien. Aller vers l'autre requiert discernement et clairvoyance, c'est un mouvement qui engage et qui donne à la recherche, en fonction de la relation instaurée, sa tonalité propre, La rencontre est une expérience de l'autre avec soi et de soi avec l'autre, les personnes s'éprouvent mutuellement à l'aune de cet entre, elles cherchent leur en-commun dans un rythme vibratoire où « chacun rencontre l'autre selon un

« temps », une scansion, une allure différente. Et dans la rencontre ces temps s'échangent » (Meister & Nancy, 2021 ; p. 29). C'est dans ce pouvoir créateur de l'entre que s'effectue le recueil de la parole en recherche biographique.

La confiance naît de cet ajustement à l'autre et à soi dans un moment situé et consenti d'un rapport de communication la plupart du temps éphémère, explicité aux fins d'une recherche. C'est donc un cadre bien particulier, construit, avec ses règles explicites et implicites qui est dressé, de caractère plus ou moins formel selon les cas, où chacun a une place définie. La confiance est une donnée essentielle et elle demande, pour advenir, une disponibilité et un double mouvement d'accueil et de don nourri d'une énergie relationnelle. La confiance, c'est également une rencontre des forces de vie qui travaillent le vivant, c'est un élan vital vers l'extériorité de l'autre, une élévation ontologique. C'est en cela qu'elle comporte des risques et requiert une attention spécifique. Elle est faite de mots justes et de silence, de retenue et de lâcher-prise, de veille et d'élan. Il y a un prendre soin de l'autre avec soi et de soi avec l'autre inhérent à la relation de recherche, la rencontre induit de la responsabilité, celle dont Levinas nous dit qu'elle est souci de l'autre, bienveillance et sollicitude parce que la vulnérabilité m'oblige (Levinas, 1990).

Et c'est tout ceci que nous n'avons pu respecter dans notre recherche avec les malades chroniques. Nous étions conscients d'être face à des personnes en situation de grande vulnérabilité et nous avons pris soin de chaque rencontre afin d'établir ensemble une véritable relation. Les patients ont vite considéré leur parole comme des témoignages à l'adresse d'autres malades qui pourraient les lire et se sentir ainsi soutenus et conseillés dans une situation déroutante qu'ils traversaient eux-mêmes. Une plate-forme collaborative devait être créée, elle accueillerait les récits et serait en accès libre, continuant à exister bien après la recherche, elle pourrait accueillir d'autres récits de patients, devenant ainsi une chaîne de transmission et d'entre-aide. Les malades chroniques se sentaient nantis d'une mission utile donnant un sens à leur parcours de santé et d'une responsabilité à contrer l'isolement qu'ils avaient eux-mêmes connu avant de prendre part au programme de soin. Nous vivions des moments particulièrement intenses que nous n'avions pas connus dans d'autres recherches mais la relation de confiance soigneusement établie au fil des rencontres a été mise à mal sous la pression de contraintes institutionnelles provenant de l'équipe médicale et que l'équipe en sciences humaines n'a pu influer, donnant lieu à un désaccord tacite entre les parties. Aucune restitution aux patients, aucun partage de résultats ne pouvaient être effectués sans la publication préliminaire d'un article dénommé « princeps », dans une revue médicale internationalement reconnue. Une parution collective a finalement vu le jour quelques années plus tard sous la forme d'un chapitre dans un ouvrage collectif traitant des maladies chroniques dans la perspective des sciences humaines mais il était pour nous et les patients trop tard, rien ne pouvait plus être réparé (Lantz, Dizerbo, Pugnet & Farge, 2023). Nous avions beaucoup reçu de la part des patients, beaucoup appris, cette recherche nous avait transformés, nous avions partagé leurs souffrances et leurs espoirs, accueilli leur confiance mais qu'avions-nous pu donner en retour ? Empêchés par un protocole dont nous nous distancions, nous n'avons pu honorer la réciprocité et la « promesse » annoncée au début de la recherche qu'ils seraient des « co-chercheurs », participant au même titre que nous à l'ensemble de la recherche n'a pas été tenue.

En fin de cette recherche, une nouvelle situation est venue s'agréger et a accentué le malaise lorsqu'il nous a fallu « soumettre les patients à la question », à l'aide d'une grille parfaitement inappropriée pour voir avec eux comment ils mesuraient leur « estime de soi » (de 1 à 4) alors qu'ils avaient besoin de toutes leurs forces physiques et mentales pour supporter un traitement médical lourd et lutter contre des maladies graves. Des items comme « je pense que je suis une personne de valeur, au moins égale à n'importe qui d'autre », « tout bien considéré, je suis porté à me considérer comme un raté », « je me sens peu de raisons d'être fier de moi », « j'aimerais avoir plus de respect pour moi-même », « parfois je me sens particulièrement inutile » étaient ressentis comme particulièrement violents et faisaient disparaître d'autres items plus valorisants comme « j'ai une attitude positive vis-à-vis de moi-même », « dans l'ensemble, je suis satisfait de moi ». Notre malaise à devoir porter à la connaissance des patients cette grille, l'incompréhension et parfois même le désarroi qu'elle rencontrait a entamé le lien de confiance et terni le plaisir mutuel que nous avions à nous retrouver alors qu'ils participaient tous deux justement à leur estime de soi. Nous nous sommes retrouvés démunis et bien honteux.

D'un soin existentiel à une voie créatrice de sortie d'un trouble

L'écriture de ce texte m'a finalement emportée bien plus loin que je ne l'imaginais et forcément au-delà de ce que j'avais pu exposer lors de la journée d'études même si ce n'est pas un développement abouti. J'ai pu formuler quelques réflexions sur l'écoute, la rencontre et la responsabilité qu'elle induit, saisissant ainsi un fil qui me reliait à notre objet de recherche et que je pourrais continuer à filer plus tard. Mais lors de la journée d'études, les émotions paradoxales entre l'envie de communiquer sur notre recherche et le chagrin ravivé par l'évocation de la participation de mon compagnon à cette recherche ont généré un trouble que je n'ai pu dépasser qu'en présentant une œuvre photographique que j'ai réalisée en tant qu'artiste tout au long des deux années de sa maladie. Cette intervention décalée par rapport à ce que l'on pouvait attendre était finalement, à y réfléchir, à même de proposer une contribution à la construction d'une démocratie en santé à travers le médium photographique qui est une forme d'expression à part entière et la soumettre à un public n'était finalement pas incongruent et je m'y suis décidée. Ce geste était un acte spontané, sans doute même un besoin, un exutoire qui me semble finalement a posteriori, en fonction des échanges qui ont suivi avec les participants à la journée d'études, avoir eu sa juste place. Je vais donc maintenant parler de ma communication dans la suite de ce texte en y apportant des éléments inspirés de lectures réalisées cet été d'ouvrages de Claire Marin qui entrent bien en dialogue avec le processus de l'œuvre photographique dont il va être question, l'ouvrant à la dimension créatrice de la maladie.

Claire Marin avance l'idée que l'irruption de la maladie dans la vie d'une personne peut représenter une « fracture d'âme », à la manière d'un violon dont l'« âme » est cette petite pièce placée sur la caisse de résonnance qui, lorsqu'elle est déplacée ou fêlée modifie la qualité du son (Marin, 2017 ; p. 5). L'être humain aurait lui aussi tout comme l'instrument à cordes, à l'intérieur de lui une petite pièce qui, sous l'emprise d'un événement de la vie, l'empêcherait de continuer à jouer sa petite musique personnelle. La maladie est cette fracture, elle disjoint ce petit élément secret qui donne sa vibration singulière à un individu. Elle provoque des dissonances et n'affecte pas seulement le corps, elle s'empare de l'être tout entier et le désaccorde d'avec lui-même, de son entourage et de sa vie.

Il se retrouve en exil de lui-même, en proie à un bouleversement de sens, un brouillage de représentations de soi et du monde. La maladie, et particulièrement lorsqu'il s'agit du cancer, dépossède la personne malade de son apparence, elle lui donne une autre allure, sculpte sa silhouette, elle le « dé-figure » comme dit encore Claire Marin et c'est cette nouvelle figuration que le malade doit reconnaître comme étant la sienne et avec laquelle il doit pactiser. Sa vie sociale devient une épreuve, à la fois physique et mentale, l'effort pour s'accorder à un paraître digne est constant, l'entretien du moral souvent très encouragé par les soignants se révèle être un exercice difficile, voire impossible. La personne malade est là et elle n'est pas là, flottant dans un « entre-deux » où son sentiment d'existence est habité par l'idée d'une possible disparition. Son entourage qu'il soit de l'ordre du « proche aidant » ou moins proche cherche à se situer, oscillant entre déstabilisation, volonté de se rassurer, espoir ou déni dans une sorte d'exorcisme du mal qui l'éloignerait.

Claire Marin défend l'idée d'un soin existentiel ou ontologique, servant à remettre la personne malade dans un mouvement le réconciliant avec un corps et un esprit qui lui échappent. Ce soin accompagne la prise en charge et les traitements médicaux et les soutient de manière heuristique. Il transforme la cartographie intime du patient en l'aidant à reconfigurer un étayage psychologique et physique et à construire de nouveaux repères. La réalité tangible de la maladie s'affronte dans un corps-à-corps et une conscience nouvelle, ouvrant à des possibles de soi jusque-là inconnus ou masqués. Claire Marin parle de « plasticité identitaire » (*Ibid.*), de dimension créatrice de la maladie et elle appelle au rôle que peut jouer le récit biographique dans la réappropriation d'une histoire en perte de sens, donnant lieu à une expérience de soi inédite, marquant un début où d'autres possibles de soi s'envisagent malgré l'issue incertaine de la maladie.

D'un partage d'une création photographique automédiale

La photographie, au même titre que l'écriture ou la narration orale peut avoir ce rôle de médiation biographique dans le cadre d'un soin existentiel et représenter une voie signifiante d'exploration d'un monde-de-vie en bascule, d'expérience esthétique et de levier pour une remise en sens du chaos intérieur généré par la maladie. Le détour par une extériorisation médiale prenant la forme d'images photographiques permet une distanciation du rapport immédiat à soi et ouvre à un espace de création subjective porteur de représentations et de projections sensibles, d'émotions vives, d'affleurements subtils et d'échos singuliers.

Me trouvant dans la position de proche-aidant de mon compagnon et étant photographe, j'ai œuvré à une médiation biographique commune par l'image pendant les deux années de la maladie. Au fil des mois s'est construite l'œuvre photographique *L'année de l'éclipse*. Elle accompagnait le cours de notre vie dans ses aléas, ses failles et ses regains face au cancer, nos combats et nos ouvertures nouvelles au monde environnant, notre attention renforcée au vivant et au non vivant. Au fil de l'avancée de cette création photographique, les images trouvaient leur place sur une table où elles restaient étalées ; faisant ainsi partie intégrante de notre vie, elles étaient régulièrement discutées entre nous. Le corps de mon compagnon apparaît à plusieurs reprises dans sa nouvelle allure, aminci et marqué par les traitements et la rencontre tangible avec son image l'aidait à se rapprocher de ce corps transformé. Notre petite musique intérieure résonnait à nouveau, nous nous accordions, le monde prenait les couleurs de la vie, elle nous donnait force et courage et soignait la fracture d'âme qu'avait généré la maladie.

Lorsqu'à mon tour, lors d'un dépistage précoce, un début de cancer du sein m'a été détecté et que j'ai commencé une radiothérapie, mon compagnon a pris tout naturellement l'appareil photographique pour saisir ce moment et la photographie qu'il a prise est entrée dans la série en cours de réalisation. Les images ont peu à peu dénoué une histoire qui devenait la nôtre, elle s'écrivait en même temps que nous la vivions et l'orientaient. L'ultime photographie montrant ma fille donnant un baiser d'adieu à mon compagnon le soir de sa mort[10], clôt avec sérénité cette traversée de la maladie et me raconte que, malgré la tristesse et le chagrin de la perte, la vie continuera, autre certainement mais que je peux aller au-devant de ses re-commencements en la réinventant (Marin, 2023). Il faut juste accepter qu'il n'y aura pas de retour vers un avant la

[10] Cette photographie avec sa légende « Le Baiser » est actuellement exposée à la Maison de la Photographie Robert Doisneau dans l'exposition collective « Et nos morts ? La photographie *post mortem* aujourd'hui en Europe » rassemblant 20 photographes, accompagnée d'une publication, éditée par la Maison Doisneau (22 septembre 2023 au 18 février 2024).

rupture existentielle qu'a provoqué la mort et se tenir prête dans l'accueil du surgissement de l'imprévu ou de l'inouï. Cette histoire que je raconte en images, bien que personnelle, a une portée universelle. Elle est celle de chacun touché par la maladie, qu'il en soit le sujet, l'accompagnant, le parent, l'ami.

En perspective...

Le titre donné à ce texte « Anatomie d'un trouble » mérite certains éclairages. Qu'ai-je fait d'autre tout au long de son écriture sinon tenter de saisir l'agencement des éléments entrés en tension entre le désir d'intervenir sur notre recherche et l'empêchement rencontré à le faire au vu d'un bouleversement émotionnel. Au lieu de mettre à distance ce désordre, j'ai choisi de lui laisser prendre la forme d'un trouble grandissant et de faire de cette tension un « écart » fécond, me démarquant ainsi du texte académique. Ce positionnement est-il recevable ? Le risque encouru d'être considéré comme un brouillon déconstruit ne nuit-il pas à l'entreprise ? Ou bien ne serait-ce pas un premier pas, peut-être encore trébuchant, vers une exploration de nouvelles formes d'un « faire science autrement » en proposant un récit sensible de ce trouble et en mettant à jour son « ossature ». Forte d'une conviction de la nécessité de trouver de nouvelles voies dans un tournant d'époque et de sociétés où il est urgent de redéfinir la relation au vivant, il m'apparaît être un devoir de s'engager dans des chemins inexplorés. Osons ensemble faire de la recherche un immense atelier où s'expérimentent et se façonnent des formes inédites de pensée reliées à la « terre des idées » (Morizot, 2023, 11) et aux concepts ancrés dans le vivant, loin des abstractions vaines. Et l'ensemble de cette journée d'étude qui a fait suite à cette recherche, entre tissant des extraits de *verbatims* lus par deux comédiennes[11] de la Compagnie théâtrale *Entre-les-actes* de Metz, notamment spécialisée dans les lectures mises en scène des propos de personnes malades, aux interventions de différents personnes engagées sur les questions de démocratie en santé : patients, militants, associatifs et chercheurs, lors des tables rondes organisées sur des thématiques en lien avec les questions de place, de légitimité et de reconnaissance, n'était-elle pas elle aussi une de ces formes nouvelles ?

[11] Marie-Pierre Mazzarini, responsable artistique, metteure en scène et comédienne de la Compagnie *Entre-les-actes* et Léa Busato, comédienne.

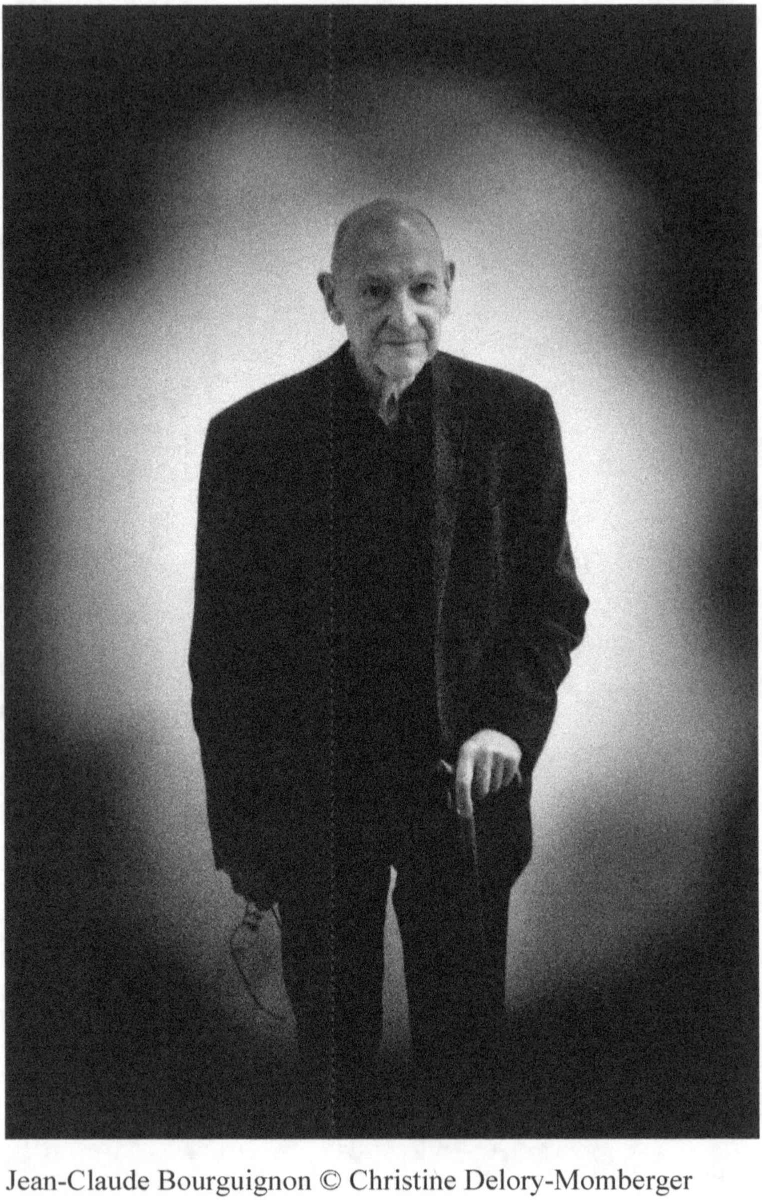

Jean-Claude Bourguignon © Christine Delory-Momberger

Une complexité émergeante comme traces de la participation

Denise Laporte et Sophie Arborio

Au cours de la recherche, le processus démocratique en santé s'est présenté comme une complexité qui n'a eu de cesse d'émerger au fur et à mesure du déroulement des *focus groups*, repérable à partir des « traces de la participation » des uns et des autres. Sous une forme orale et/ou écrite, ces traces ont contribué à montrer qu'une dynamique d'échanges ne pouvait être préconçue, plutôt élaborée progressivement et sans cesse remise en cause par la complexité des relations. Néanmoins, si l'anticipation des échanges n'était pas adaptée au processus démocratique, il a été observé qu'une contextualisation et une posture médiatrice avaient également participé à cette élaboration progressivement rendue significative par le groupe et chacun des participants.

Le présent chapitre s'attache à rendre compte de cette complexité émergeante à travers les extraits qui s'y rapportent d'une part, les commentaires relatifs à leur choix, ainsi que les évocations qui en découlent du point de vue de Denise Laporte. Des vignettes d'analyse par Sophie Arborio ont été adjointes à ces éléments apportés par Denise dans un échange ultérieur et consacré à l'élaboration de ce chapitre.

On a pu constater que dans le cadre des échanges, la complexité s'est illustrée à différents niveaux :

- un niveau individuel : à travers un questionnement relatif au sentiment de légitimité et à la position de chacun vis-à-vis de lui-même et vis-à-vis des autres
- un niveau collectif : à travers un éclairage porté sur les fonctions du groupe dans le processus démocratique mais également à travers le maintien des partenaires des *focus groups*
- un niveau contextuel : avec une réflexion portée sur la dynamique des échanges et les conditions favorables à la démocratie en santé

1) Le niveau individuel

Traces : La question de la légitimité de chacun

… Est-ce que le fait de sortir du registre du témoignage pour accéder à une construction collective d'un savoir issu de l'expérience, permettrait d'assurer « *une forme de symétrie* » par rapport au savoir collectif des chercheurs et des professionnels dans cette logique de « *confrontation démocratique* » avec d'autres savoirs pour éviter de reconduire des relations d'inégalité ou d'asymétrie (Carrel *& al*, 2019 ; pp.128-132) ?

Commentaire

Ce passage répond à la question de l'asymétrie des savoirs qui elle-même pose la question de la légitimité.

Je l'ai sélectionné parce qu'il vient en écho à mon questionnement sur ma légitimité dans la poursuite du travail d'analyse des focus group : le fait de sortir du témoignage et d'essayer de participer à la formalisation du savoir, en n'étant pas chercheuse m'a posé un problème de légitimité. La question de la légitimité est une question que chacun se pose et qui peut rendre complexe la démarche participative.

C'est toute la complexité : faire sortir le patient ou l'aidant familial du témoignage pour le faire accéder à une réflexion collective dans une logique de confrontation démocratique peut le mettre dans une situation intenable de vouloir participer sans avoir pour autant les codes et les savoirs méthodologiques et bibliographiques.

La question porte ici sur le contenu des échanges entre témoins et chercheurs : le contexte joue un rôle puisque le rassemblement dans un cadre universitaire conditionne en partie la nature des échanges ; aussi, pour éviter ce biais, il revient à l'animateur, oralement, de « retraduire » le langage des chercheurs dans une forme de transmission qui accorde de la place à l'expérience et à la narration des témoins. Ces derniers ont à leur tour à opérer une translation entre « une » expérience vers « l'» expérience ce qui interroge alors la légitimité de celui qui fait part de « son » expérience singulière. À ce propos, Thomasina Borkman relève un point fondamental au sujet des savoirs d'expérience : « si le savoir d'expérience est individuel, il peut être partagé et devenir expertise s'il donne lieu à des usages dans un cadre collectif » (1976,p.47). Dans son article, la sociologue interroge en effet l'articulation entre connaissance individuelle et expertise collective en cherchant à comprendre comment et pourquoi une connaissance individuelle peut aider d'autres patients quand elle est partagée. Selon Borkman, c'est notamment à travers les « confessions publiques » et les témoignages que se manifeste l'importance des savoirs et de l'expertise expérientielle (experiential expertise) (1976 : 47).

La complexité du processus démocratique est ici repérée dans le partage des expériences et des savoirs qui illustre notamment le passage de l'individuel au collectif.

Traces : La question de la position de chacun vis-à-vis de soi et de l'autre

> *Ouais, alors plus fondamentalement encore, ça pose quand même la question si vous voulez de ce que les différents partenaires mettent comme enjeux dans une recherche... nous étions dans une recherche de type biographique, enfin ce que nous appelons ainsi, où nous recherchions effectivement les récits, les paroles, les témoignages de ces patients ... qui étaient parallèles à leurs traitements, mais qui parlaient de beaucoup d'autres choses que de ce traitement, qui étaient leur inscription dans leur propre histoire, dans leur propre environnement, dans leur rapport aux institutions médicales. Et au fond, l'équipe médicale était très méfiante, très suspicieuse par rapport à cela* (L.4575-4785)

Commentaire

Pour moi, cela fait écho à un autre paragraphe (L.3510-L.3520). Ce serait intéressant de créer des provocations dans la recherche d'ordre identitaire et en fait de façon spontanée se demander les uns les autres : « *qui es-tu ?* », et non pas : « *qui suis-je ?* » mais « *qui es-tu, toi, dans ton rôle dans cette recherche, quel rôle apportes-tu ?* » … On pense que l'autre va fonctionner comme ça et que : *« moi aussi je vais fonctionner comme ça »*. Peut-être qu'en fait si on se pose ces provocations – non pas à se questionner soi-même par la forme de l'introspection, mais aller provoquer l'autre – peut-être que ça peut générer des premiers éléments de réponse et poser une base démocratique justement. Sauf qu'il y a des susceptibilités à ménager en fonction de l'expérience de chacun et de sa propre éthique qui dépend de l'éducation, de la culture, de l'héritage familial qui fait que l'autre ne va pas forcément dialoguer naturellement et aura une pudeur à aborder ses pensées intimes, une discrétion naturelle ou inculquée, comme une forme de politesse, qu'on ne peut dépasser qu'avec un niveau de confiance élevé ou un recul suffisant.

Ce qui est important c'est comment chacun a imaginé la façon dont l'autre fonctionnait au départ. Le fait de ne pas avoir réfléchi au préalable à la position de chacun a engendré des incompréhensions au cours de la recherche évoquée dans l'extrait. Lorsqu'il y a une diversité des partenaires et que les enjeux sont différents, il est probable que cela va créer des tensions à moment donné dans la recherche. Ainsi, si ce n'est pas évoqué et traité en amont cela risque d'engendrer des ambiguïtés voire des antinomies.

Ici, il ne s'agit pas de partir de soi mais de s'intéresser à l'autre comme postulat initial. Cela suppose néanmoins une capacité de distanciation vis-à-vis de soi-même pour accueillir l'altérité des points de vue. Ce processus de distanciation a par exemple été favorisé par le travail d'écriture narrative avec le « journal de bord » utilisé comme un support d'expression individuelle proposé dans l'intervalle des *focus groups*. La distanciation peut également être facilitée sur le moment par une écoute active qui va permettre à celui qui s'exprime de prendre conscience qu'il/elle « adresse son expérience à un autre », ce qui est fondamental pour que le témoignage passe d'un statut de « récit de soi à soi » à un « récit partagé ». Enfin, il est nécessaire au préalable, de réfléchir à sa propre posture sensible et professionnelle afin de rejoindre les autres participants dans un engagement commun en faveur de la démocratie en santé.

La complexité prend forme ici dans le cadre de l'interaction, avec soi-même et avec un autre. Afin que celle-ci puisse être optimisée, des traces orales et écrites participent à une mise à distance de soi au profit de l'écoute de l'autre. Préparation, adaptation et remises en question font partie intégrante du processus qui favorisera les échanges tout au long d'une recherche participative en santé.

Le niveau collectif

Traces – La fonction du groupe

> *Peut-être certains acteurs auraient besoin de travailler collectivement à la formalisation du savoir* (L.3006).
> *Et ça pose la question évidemment de la confiance* (L.3410).
> *C'est l'appartenance à un groupe social qui consolide le savoir dont chacun est porteur* (L.3400).

Commentaire

Ces remarques me font penser à ce qui s'est passé lors de la réunion précédente lorsque je ne me suis pas sentie à ma place dans le groupe, et à la façon dont en discutant et en tenant compte de mon inconfort le groupe a réussi à remettre en route la conversation en restaurant par sa patience et l'intérêt porté à mon questionnement une confiance totale

Derrière la question de l'appartenance, il y a le partage et la capacité à s'identifier malgré les différences, autour d'un objet commun : celui de la maladie, du handicap et plus généralement de la vulnérabilité. Mais le partage de soi repose aussi sur une relation de confiance élaborée au fil des échanges à travers une écoute active ; tenant compte des situations d'inconfort que peuvent produire les échanges en eux-mêmes entre des individus dont les expériences varient.

Traces – Le maintien des partenaires

En l'occurrence, cette confiance ne peut se construire que dans la durée, ce qui suppose la participation régulière des différents partenaires. Cette régularité demande une coordination qui puisse tenir compte des agendas respectifs sans les surcharger au risque de rendre impossible le suivi. En définitive, il a également été constaté que la participation était motivée par la qualité des échanges durant les focus groups illustré par le fait qu'aucune pause n'a été nécessaire durant des sessions de 3h.

Comment on assure au fil du temps – sur des recherches qui peuvent être longues – le maintien des partenaires ? Également, comment concrètement assurer une communication constante ? Si la recherche est longue est-ce qu'on peut fournir des résultats provisoires aux personnes qui vont l'utiliser ? Est-ce qu'on peut – la question de la formation a été abordée aussi par Jean-Charles – (L.3410).

> *Mettre en place des séminaires d'information sur l'état actuel des connaissances, etc. ? Et donc on peut penser cet engagement, cette participation sans penser – comme l'a dit Jean-Claude – la finalité de la recherche et ça suppose de savoir effectivement à quel type d'utilisateur de cette recherche on va s'adresser : des patients, des praticiens, des politiques, des établissements gestionnaires, des organisations de patients, l'industrie, la communauté entière* (L.3420).

« *Et comment donc est-ce qu'on arrive à réunir, incorporer les intérêts et les besoins de chacun des acteurs ?* » (L.3425). Ça suppose donc de faire un travail d'explicitation des attentes. C'est-à-dire veiller à ce que l'ensemble des acteurs soit à peu près sur la même longueur d'onde pour éventuellement anticiper, atténuer des conflits potentiels ou aussi réduire des déceptions ou des formes de déception en cours de route.

En effet, la démocratie en santé se caractérise par une hétérogénéité d'expériences associée à des objectifs différents et à une variété d'attentes corrélées à ces derniers. Un travail d'identification et de présentation collective de cette hétérogénéité favorise la rencontre des acteurs d'une part et les échanges d'autre part dans la mesure où il offre une forme de transparence des postures de chacun et donc de contextualisation implicite des discours individuels au fil des discussions.

> Ce serait intéressant de créer des provocations dans la recherche d'ordre identitaire et en fait de façon spontanée en fait se demander les uns les autres : « qui es-tu ? », et non pas : « qui suis-je ? » mais « qui es-tu, toi, dans ton rôle dans cette recherche, que rôle apportes-tu ? »... on pense que l'autre va fonctionner comme ça et que : « moi aussi je vais fonctionner comme ça ». Peut-être qu'en fait si on se pose ces provocations – non pas à se questionner soi-même par la forme de l'introspection, mais aller provoquer l'autre – peut-être que ça peut générer des premiers éléments de réponse et poser une base démocratique justement (L.3510-L.3520).
>
> *Je pensais aussi peut-être à une pratique. Je travaille beaucoup par rapport aux exercices d'écriture, à écriture créative. Et je pensais aux exercices d'écriture qui pourraient être partagés justement entre les participants à la fois chercheurs et co-chercheurs pour orienter les émotions... faire des exercices similaires pourrait aider l'ensemble des participants à retrouver ce dialogue, à faciliter la relation dialogique et émotionnelle et à remettre une base en fait quand on sent que dans la recherche il y a des participants qui se sont un peu perdus émotionnellement ou même dans leurs rôles* (L.3520-3530).

Commentaire

La question de comment mettre tout le monde sur la même longueur d'ondes pour éviter qu'il y ait une démotivation sur le long terme et que certains se sentent découragés ou mis de côté est une question complexe qui appelle des réponses méthodologiques (fournir des résultats intermédiaires, écrire une charte, former les participants, passer par l'écrit, etc) et d'autres questions et réponses davantage basées sur le fonctionnement des personnes (savoir à qui on s'adresse, expliciter ou faire expliciter les attentes, etc) ou des réponses qui tiennent compte de quelque chose de l'ordre de l'empathie (s'intéresser à l'autre davantage qu'à soi-même).

Faciliter le dialogue démocratique suppose en effet d'être vigilant à deux niveaux différents :

- Un niveau méthodologique sous la forme d'un « cadrage souple » qui joue le rôle de guide ou de fil directeur pour faciliter l'implication de chacun : le retour sur les *focus groups* passés pour clarifier l'avancée de la recherche, la charte d'entente, l'accompagnement des participants en difficulté, le passage entre écrit et oral, ainsi que la distribution du temps de parole entre les participants
- Un niveau relationnel à travers la fonction de médiation, de réitération et synthèse des interventions, d'identification progressive des participants, d'empathie et d'écoute active

La complexité émergeante vient du constat que la recherche « s'actualise humainement » c'est-à-dire qu'au niveau de la forme comme du contenu, il apparait essentiel d'assurer une forme de « transparence relationnelle » qui clarifie les échanges, aussi bien par un travail effectué en amont de ces derniers qu'au fil des discussions ; chacun sachant dès lors comment se situer dans l'interlocution.

Le niveau contextuel

Traces – Une histoire commune

> *Je trouve très intéressant d'envisager la recherche comme une histoire en cours et comme une histoire commune où se tisse, comme tu l'as dit Martine, une singularité, une communauté de projets, d'enjeux. C'est l'histoire d'une embarcation où nous sommes embarqués ensemble. Alors pour nous c'était une galère, mais bon, c'est pas toujours une galère (Rire.) Mais il me semble qu'il y a une biographie de la recherche pour reprendre nos termes, et que nous sommes en train de travailler à une forme de biographisation de la recherche, la manière dont une recherche effectivement sa biographie, c'est-à-dire se raconte son histoire et se la construit* (Jean-Claude, L.5230-5240).

Enfin au-delà de la métaphore, ça peut être… ça pourrait constituer un point de vue intéressant auquel réfléchir et à développer. Mais en fait, cette histoire, oui, la plasticité, l'évolution, la mise en perspective, voilà, c'est quelque chose de vivant une recherche, hein c'est… bon, voilà. Et c'est le vivant de cette communauté qui réunit des acteurs différents, qui ont des positionnements, qui ont des points de vue, qui ont des pratiques, qui ont des… C'est assez enthousiasmant de percevoir les choses dans cette dimension-là qui est une dimension dynamique, qui va de l'avant. Même si quelquefois l'avant se casse la figure, bon, voilà

Commentaire

La démocratie vivante qui se construit au fur et à mesure de l'histoire commune, qui est plastique et en perpétuel questionnement et renouvellement, qui peut se décréter à priori mais qui ne peut pas être figée dans le concept trop étroit de l'égalité, qui doit plutôt se vivre comme un ajustement permanent des rapports de force et de pouvoir avec quelques principes fondateurs incontournables et une méthodologie

Quelle est la différence entre égalité et démocratie vivante ? La démocratie vivante se construit sur la base des différences : de pratiques, de points de vue et/ou de postures ; tandis que l'idée d'égalité à tendance à produire de l'homogénéisation. La question du pouvoir est également à prendre en compte dans les relations dialogiques en santé ; elle ne doit pas être tenue pour acquise, ni à l'inverse occultée mais doit être réinterrogée pour réellement favoriser une démarche progressiste de démocratie en santé.

La complexité découle ici d'une interrogation sur les conditions favorables au processus de démocratie en santé ; processus qui n'est jamais acquis mais qui suppose d'être à chaque échange consolidé, réinstauré ou réaffirmé. Ces conditions ne sont donc ni systématiques, ni exhaustives ; leurs caractéristiques sont également élaborées de manière singulière à chaque recherche et tout au long du processus. Il est cependant possible de les présenter comme issues des expériences passées, et transmises comme des repères à ajuster à chaque nouvelle recherche.

Traces –Les conditions favorables au maintien de la démocratie

Peut-être, voilà, juste rapidement, mon premier sentiment quand on évoque cette question, c'est que peut-être, ce que vous avez mis en place est assez exemplaire. J'ai le sentiment que les conditions ont été réunies pour qu'il y ait une qualité d'écoute et de respect entre les interlocuteurs qui est somme toute assez rare quand on est aussi nombreux parce que nous sommes quand même assez nombreux. Et après quelques rencontres, bien sûr, on ne se connaît toujours pas, mais on a l'impression de se connaître un peu quand même (L.5400-5405).

Mais le fait d'avoir pris le temps, comme vous l'avez fait, de... d'écouter, mais de laisser cet espace de... alors qui au début, premier abord, on pouvait se dire : « une matinée entière, c'est trop ! » Et en fait, c'est trop, mais c'est ça qu'il fallait. Et moi je me rappelle d'un prof d'anthropologue, un professeur d'anthropologie qui m'expliquait que pour régler un problème sur le terrain, la meilleure technique, c'était le temps. Et en anthropologie, on n'a pas beaucoup d'outils même temps (Rire.) Donc, c'est essentiel en fait ... la clef d'une dynamique démocratique c'est effectivement le temps. Et ça, voilà, au-delà du focus, le fait de laisser ce temps-là pour que les gens échangent, s'apprennent, se découvrent, etc., c'est essentiel. Et vous avez mis deux niveaux de temps, c'est-à-dire que là, vous avez allongé dans l'année et en plus vous l'avez... vous avez... chaque session était longue et ça laisse le temps vraiment de s'imprégner du groupe en fait, d'être dans le groupe. Ça, c'est important, je pense (L.5650-5660).

Oui. Alors, sur la question de la démocratie, c'est d'autant plus intéressant quand on est observateur parce que ça pose la question aussi, finalement, est-ce que pour qu'il y ait démocratie, il faut que les statuts, peut-être le mot est pas bon, ou en tout cas les places – Elisabeth a employé le mot « place » – c'est un mot qui a été beaucoup beaucoup employé dans les focus d'ailleurs, que les places soient identiques. On a parlé de ta place, Martine, où... qui était essentielle et qui n'était évidemment pas la même que les autres. Est-ce qu'il y a besoin d'échanger les places pour qu'on soit... pour que la parole de chacun soit entendue ? Je ne crois pas. C'est-à-dire que peut-être que démocratie ne signifie pas les mêmes places, mais que chacun puisse s'exprimer de sa place et qu'elle soit reconnue, cette place. Le fait que tu assures un cadre, l'expression dans ce cadre, que ce cadre il a aussi peut-être une forme de ritualisation, c'est aussi peut-être source de démocratie justement parce que tout bouger, c'est pas forcément pour ça que la parole est plus facile (L.5755-5765).

Et donc, il y a une parole en fait qui va venir parfois, qui est une parole forgée dans l'émotion. Parfois, c'est pas tout le temps. Et en fait, la consigne que je donnais toujours, donc cette parole que vous allez donner, vous la donnez dans le respect de l'autre, car ça peut l'affecter, et dans le respect de vous-mêmes et dans le respect... dans la responsabilité aussi plus que le respect, en fait, c'est la même chose. Mais enfin, on va dire responsabilité de l'autre, d'abord de l'autre, de vous-mêmes et du groupe (L. 6315-6320).

Effectivement, il y a... comme si le groupe était effectivement un contenant, un contenant émotionnel, mais un contenant émotionnel qui n'est pas dans la thérapie, dans le sens où il n'y a pas de recherche d'explication de quoi que ce soit. Il y a l'accueil de ce qui est dit pour comprendre le point de vue de la personne qui vit les choses et qui a ce savoir expérientiel et qui reste avec effectivement quelque part une visée de recherche commune et partagée avec le groupe (L.6335-6345).

Justement apprendre des uns, des autres et ça a eu une action agissante sur un vécu, agissante sur une posture, agissante, etc., de transformation. Alors, on peut dire que c'est... ça entre dans le vaste registre de la formation, une action agissante, formative, formative de soi mais qui lui fait développer un pouvoir d'agir, puisqu'elle va être forcément, du coup, elle aura changé son angle. Donc ça, ça peut arriver et c'est tout à fait sa place (L. 6365-6370).

Commentaire

Cette recherche a posé la question de la recherche de démocratie en santé c'est-à-dire de comment instaurer un dialogue de façon démocratique dans un groupe hétérogène dans des lieux liés au soin, donc fortement hiérarchisés, aussi longtemps que nécessaire. Elle a posé la question des limites de la démocratie et de comment on peut essayer de les repousser ou de les dépasser, en ne perdant pas de vue qu'il s'agit d'un processus dynamique en perpétuelle re-construction.

Reposer sur l'établi le processus de démocratie en santé, c'est reconnaître la dimension transformative qu'il sous-tend pour les différents acteurs engagés dans une prise en charge : les malades et/ou personnes en situation de handicap, les aidants, les professionnels, les associations et même la société. Chacun de ces acteurs n'appartient pas à une catégorie exclusive mais partagent aussi entre eux une préoccupation commune, celle de la prise en charge et une condition commune, celle d'être humain.

Le temps est une dimension qui participe à ces processus de transformation dans la mesure où il agit en dehors de la seule volonté des participants comme un catalyseur de sensations, d'émotions et d'ententes dont le partage nécessite d'être réparti dans un déroulement long pour aboutir à de la reconnaissance et à de l'altérité.

Ces transformations au plan identitaire, favorisées par le partage et le dialogue, ne se cantonnent pas non plus aux représentations de soi et de l'autre mais rejoignent ensuite le niveau des pratiques, permettant l'initiative et le pouvoir d'agir.

La complexité est ici repérable aux traces laissées dans les expériences et les usages de chacun et dont le récit sert à affirmer l'efficacité dans un contexte donné. L'élan transformatif qui en ressort relève de l'espace conféré à la narration d'une situation à la fois individuelle et collectivement partagée.

Conclusion

Ce travail est basé sur le choix d'extraits de *verbatims* qui ont résonné dans la double expérience d'une maman dont le fils est atteint du SA, ainsi que d'une cheffe de projet d'une recherche participative. Il a permis de mettre à jour un ensemble d'éléments qui caractérisent la complexité émergente d'un processus démocratique en santé et a plus largement ouvert la discussion aux thématiques suivantes :

- Les moyens de distanciation vis-à-vis de son expérience afin de rendre intangible un récit adressé à une communauté de partage
- La formation tout au long de la recherche dans le but de comprendre la posture d'un autre (patient ou aidant sur les aspects médicaux ; soignant sur les aspects quotidiens et chercheurs en SHS sur les formes de médiation possibles) ; la connaissance n'appartenant pas à un domaine exclusif. L'expertise est nécessaire mais elle a pour objet de faciliter le dialogue et de se réinscrire, in fine, dans l'ordre de l'expérience de ceux qui vivent une situation pathologique au quotidien.
- L'acquisition d'un langage commun : cela pose la question du temps du médecin à accorder à la démocratie en santé et cet effort doit aussi être impulsé par les chercheurs en SHS, ainsi que la société dans son ensemble, dans une perspective politique.

Une démocratie de tous les instants
La démocratie comme un état d'esprit

Bibliographie

ALCOFF, L. M. (2007). Epistemologies of Ignorance : Three Types. In Tuana, S. S. N. (dir.*), Race and Epistemologies of Ignorance.* State University of New York Press.

ALHADEFF-JONES, M. (2018). Pour une approche rythmologique de la formation. *Education permanente, 217.*

ALOISIO-ALVES, C., JANNER-RAIMONDI, M. & BECK-WIRTH, G. (2021). Reconnaître l'expérience vécue de la maladie : point sur la recherche « Croiser les expériences ». *Santé Publique*, vol.33, 327-336. https://doi.org/10.3917/spub.213.0327

ALOISIO-ALVES, C., JANNER-RAIMONDI, M. & BECK-WIRTH, G. (2022). Rapport de recherche : « Croiser les expériences : vers une transformation de l'action de soin dans la maladie chronique (2017-2019) » portée par le groupe Hospitalier de la Région de Mulhouse et sud Alsace (GHRMSA) en partenariat avec l'Association Ithaque 1 de Strasbourg et l'Université Sorbonne Paris Nord, U.R. EXPERICE, axe A Le sujet dans la cité.

ARBORIO, S. (2017). *Savoirs, incertitudes et expériences en santé. À propos de la périnatalité et des épilepsies sévères.* HDR Université de Lorraine.

ARDOINO, J. (1992). L'implication. *Se former, 11.* Lyon : Associations Voies Livres. ISSN 1157-3619.

ARTIERES, P. (2004). Archives en danger : les archives des associations de lutte contre le sida. *Gazette des archives*, 2004 ; 194 : 106-116.

AUJOULAT, I, SANDRIN, B. (2019). Et si on pensait l'éducation thérapeutique dans une logique de promotion de la santé… ? *Santé Education*, 2019 ; 19 : 50-56.

ATKINS, S., MURPHY, K. (1993). Reflection : A review of literature. *Advanced Nursing*, 18, 1188-1192.

BAEZA, C. (2023). *Apprendre du sensible.* Paris : Connaissances et savoirs.

BAEZA, C. & JANNER-RAIMONDI, M. (2018). *Grandir avec la maladie. Esquisses biographiques de portraits d'adolescents malades chroniques.* Paris : Téraèdre /L'Harmattan.

BARBOT, J. (1998). Science, marché et compassion. L'intervention des associations de lutte contre le sida dans la circulation des nouvelles molécules. *Sciences sociales et santé*, vol.16, n°3, 67-93.
BARBIER, R. (1996). *La Recherche Action.* Paris : Anthropos
BARDIN, L. (2013). *L'analyse de contenu.* Paris : PUF.
BARRIER, P. (2010). *La blessure et la force. La maladie et la relation de soin à l'épreuve de l'auto-normativité.* Paris : PUF.
BAZIN, J. (2008). *Des clous dans la Joconde - L'anthropologie autrement.* Paris : Anarchasis.
BERTHOZ, A. & JORLAND, G. (Dirs. 2004). *L'empathie*. Paris : Odile Jacob.
BUBER, M. (2012). *je et tu.* Paris : Aubier Montaigne.
BLONDIAUX, L. (2008). *Le nouvel esprit de la démocratie. Actualité de la démocratie participative.* Paris : Seuil.
BONINO, S. (2008). *Vivre la maladie : ces liens qui me rattachent à la vie.* Bruxelles : De Boeck.
BONNET, D. (1999). La taxinomie des malades en anthropologie : aperçu historique et critique. *Sciences sociales et santé,* 17 (n° 2), 5-21.
BORKMAN, T., (1976). Experiential knowledge: A new concept for the analysis of self-help groups, *The Social Service Review*, 50 (3), 445-456 in : F. Hejoak., E. Simon., A. Halloy, S. Arborio (Dirs, 2020). *Les savoirs expérientiels en santé : fondements épistémologiques et enjeux identitaires*. (pp.445-456). Presses Universitaires de Lorraine.
BRONCKART, J-P. (2002). La conscience comme « analyseur » des épistémologies de Vygotski et Piaget. In : Y. Clot (dir.). *Avec Vygotski.* (pp.27-53). Paris : La Dispute.
BRUN, P. (2017). Le croisement des savoirs dans les recherches participatives, questions épistémologiques. *Vie sociale*, 2017/4, n°20, 45-52.
CAILLEUX-COLLAS, H. (2018). *Chronique d'une maladie*. Arras : L'atelier du Poil.
CARRICABURU, D. (1993). L'association française des hémophiles face au danger de contamination du sida : stratégie de normalisation de la maladie et définition collective du risque. *Sciences sociales et santé*, n°3-4, 55-81.

CHARLEBOIS, K. *et al.* (2014). L'implication des personnes vulnérables dans la recherche participative en soins de santé primaires : une revue de la littérature. *Global Health Promotion*, vol. 21, no 3, 38-45.
CITTON, Y. (2014). *Une écologie de l'attention*. Paris : Seuil.
CHAMBAUD, L. (2021). *Covid. Une crise qui oblige*. Presses de l'EHESP.
CONCHE, M. (2012). *L'aléatoire*. Paris : Les belles Lettres.
COZZI, D. (2012). Expériences croisées. Comment les récits de la maladie d'autrui changent l'expérience du chercheur. *Corps*, 2012/1, n°10, 45-53.
DEBAISE, D. (2015). *L'appât des possibles - Reprise de Whitehead.* Paris : Les Presses du réel.
DECCACHE, A. & LAVENDHOMME, E. (1989). *Information de l'éducation du patient : des fondements aux méthodes.* Bruxelles : De Boeck.
DE KONINCK, M *et al*. (2018), *Remettre la santé et la démocratie au cœur de notre système de santé* http://www.cssante.com/sites/www.cssante.com/files/180710_sante_et_democratie.pdf
DELEUZE, G. (1969). *Logique du sens.* Paris : Éditions de Minuit.
DELORY-MOMBERGER, C. (2014). *De la recherche biographique en éducation : Fondements, Méthodes, Pratiques*. Paris : Téraèdre.
DEMAILLY, L. (2014). Variations de la "démocratie sanitaire" et politique de santé mentale en France. *SociologieS*, https://journalopenedution.org/sociologies/4653
DEPRAZ, N. (2014). *Attention et vigilance. À la croisée de la phénoménologie et des sciences cognitives.* Paris : PUF.
DEPRAZ, N., JANNER-RAIMONDI, M., MAURIAC, F., LEGRAND, P. (2023, finalisation). *La chronicité. Aspects théoriques et pratiques des maladies chroniques chez les adolescent.e.s (diabète, anorexie, schizophrénie)*. Paris : Téraèdre.
DIZERBO, A. (2020). Cadre éthique et innovation méthodologique : chercher avec des personnes en situation de maladies auto-immunes. *Questions vives en éducation,* n°34/2020, https://doi.org/10.4000/questionsvives.5029

DODIER, N. (2007). Les mutations politiques du monde médical. L'objectivité des spécialistes et l'autonomie des patients. Dans V. Tournay (Dir.), *La gouvernance des innovations médicales*, (pp.127-154). Paris : PUF.
DOTSON, K. (2011). Tracking Epistemic Violence, Tracking Practices of Silencing. *Hypatia, 26*(2), 236–257.
DU BOIS, W. E. B. ([1903]1994). *The Souls of Black Folk.* New York: Dover.
DUMAIS, F. (2015). *Le renversement de la communication - Vers une philosophie de l'immanence.* Montréal : F. Dumais.
ELLEFSEN, E. & CARA, C. (2015). L'expérience de santé-dans-la-maladie : une rencontre entre la souffrance et le pouvoir d'exister pour des adultes vivant avec la sclérodermie systémique. *Recherches en soins infirmiers*, 2015/2, 52-63.
EPSTEIN, S. (1995). The construction of lay expertise – AIDS Activism on the forging of credibility in the reform of clinical trials. *Science, Technology and Human values*, vol.20, n°4, 408-437.
FASSIN, D. (2020). *L'inégalité des vies.* Leçon inaugurale au Collège de France le 16 janvier 2020.
FERRY-DANINI, J. (2019). *Une critique de l'humanisme en médecine. La « Médecine narrative » et la « phénoménologie de la médecine » en question.* Thèse Sorbonne Université, sous la direction de D. Andler, le 17 juin 2019.
FOESSEL, M. (2008). *La privation de l'intime, mises en scène politique des sentiments*. Paris : Seuil.
FRASER, N. (2005). *Qu'est-ce que la justice sociale ? Reconnaissance et redistribution*. Paris : La Découverte.
FREIRE, P. (2013). *Pédagogie de l'autonomie*. Toulouse : Erès, [1996].
FREIRE, P. (1967/1973/1971 pour la traduction française). *L'éducation : pratique de la liberté.* (C. Weffort, trad). Paris : CERF.
FRICKER, M. (2007). *Epistemic Injustice*. Oxford: Oxford University Press.
FOUGEYROLLAS, P. (2010). *La funambule, le fil et la toile. Transformations réciproques du sens du handicap.* Québec : Presses de l'université de Laval.

GAILLE, M. (2022). *En soutien à la vie. Ethique et médecine du care.* Paris : Vrin.
GARRAU. M. (2018). *Politique de la vulnérabilité.* Paris : CNRS
GODRIE, B. (2015). La participation publique favorise-t-elle l'*empowerment* ? Un état des lieux au Québec et dans le monde anglo-saxon. *Sciences et actions sociales*, http://www.sas-revue.org/index.php/12-dossiers/17-la-participation-publique-favorise-t-elle-l-empowerment-un-etat-des-lieux-au-quebec-et-dans-le-monde-anglo-saxon
GODRIE, B. & DOS SANTOS, M. (2017). Présentation : inégalités sociales, production des savoirs et de l'ignorance. *Sociologie et sociétés,* 49 (1), 7–31. https://doi.org/10.7202/1042804ar
GODRIE, B., BOUCHER, M., BISSONNETTE, S., CHAPUT, P., FLORES, J., DUPERE, S., GELINEAU, L., PIRON, F. et BANDINI, A. (2020). Injustices épistémiques et recherche participative : un agenda de recherche à la croisée de l'université et des communautés. *Gateways: International Journal of Community Research and Engagement*, 13:1. http:dx.doi.org/10.5130/ijcre.v13i1.7110
GODRIE, B., DOS SANTOS, M., LEMAIRE, S. (2021). *Lucidités subversives. Dialogues entre savoirs et disciplines sur les injustices épistémiques*. Québec : Éditions science et bien commun. https://scienceetbiencommun.pressbooks.pub/luciditessubversives/
GODRIE, B., JUAN, M., CARREL, M. (2022) Recherches participatives et épistémologies radicales : un état des lieux. *Participations*, 2022 /1, n°32, p.11-50.
GOFFMAN, E. (1975). *Stigmate. Les usages sociaux des handicaps*. Paris : Minuit.
GROSS, O. (2018). L'engagement des patients dans le système de santé. Paris : Doin.
HABEREY-KNUESSI, V. & OBERTELLI, P. (2017). La relation soignant-malade face au risque de la confiance. *Sociologies pratiques,* 2017/2, n°35, 107-117.
HABERMAS, J. (1997). *Droits et démocratie. Entre faits et normes.* Paris : Gallimard.

HAKLAY, M. (2013). Citizen Science and Volunteered Geographic Information – overview and typology of participation. In D. Z. Sui, S. Elwood, & M. F. Goodchild (Eds.), *Crowdsourcing Geographic Knowledge. Volunteered Geographic Information (VGI) in Theory and Practice*. Springer.

HASCHAR-NOE, N. & LANG, T. (2018). Réduire les inégalités sociales de santé. Une expérimentation en système ouvert, participatif, intégré et de proximité. *Préventique*, 2018, 158, 74-75.

HESS, R. & DELORY-MOMBERGER, C. (2001). *Le sens de l'histoire. Moments d'une biographie.* Paris : Anthropos.

HOCHMANN, J. (2012). *Une histoire de l'empathie. Connaissance d'autrui, souci du prochain*. Paris : Odile Jacob.

HOULIER, F., MERHILOU-GOUDARD, J-B. (2016). *Les Sciences participatives en France : Etats des lieux des bonnes pratiques et recommandations*. halshs-02801940

HUBERT, B. (2023). *Le droit à l'écriture. Une éthique de la délicatesse au service de la démocratie face à l'anthropocène.* Paris : Téraèdre.

HUBERT, B. (2021). Ecriture professionnelle comme espace complexe de dévolution. Dans Buznic-Bourgeacq *Sujets et objets de la dévolution.* London : Iste, p. 173-189.

HUSSERL, E. (1980). *Méditations cartésiennes.* Paris : Vrin [1929].

D'IVERNOIS, J-F. & GAGNAYRE, R. (2010). *Apprendre à éduquer le patient : Approche pédagogique*. Paris : Maloine.

JANNER-RAIMONDI, M. (2020). Prise en compte des expériences vécues : de la chair des corps à l'intercorporéité dans le monde commun de la vie. *Questions vives-Recherche en éducation,* n°34.
https://doi.org/10.4000/questionsvives.5213

JANNER-RAIMONDI, M. (2020) Expérience sensible du corps de chair et phénoménologie de l'événement : vers une éthique de la délicatesse. *Questions Vives* [Online], n°34 | 2020, Online since 18 December 2020, connection on 24 April 2022. URL : http://journals.openedition.org/questionsvives/5483

JANNER-RAIMONDI, M, BEDOIN, D, BAEZA, C. (2019). Configurations d'espace d'alliance thérapeutique et de

négociation du soin entre un adolescent malade chronique, ses parents et des soignants. *Phronesis*, 2019 ; 8 : 61-72.
JANNER-RAIMONDI, M. (2017). *Visages de l'empathie en éducation.* Nîmes : Champ Social.
JANNER-RAIMONDI, M. (2010). *Surgissements démocratiques à l'école primaire. Analyse de conseils d'élèves.* Paris : L'Harmattan, coll. Pédagogie : crises, mémoires, repères.
JEFKA (2010/05/10). *Dictionnaire philosophique.* Consulté le 02 12, 2017 http://philosophie.initiation.cours.over-blog.com/article-l-aleatoire-garantit-a-lhomme-de-rester-humain 50147541.htm
JOUET, E, FLORA, L, LAS VERGNAS, O. (2010). Construction et reconnaissance des savoirs expérientiels des patients. *Pratiques de formation-Analyses*, Paris 8, hal-00645113.
JOUFFRAY, C. (2018). *Développement du pouvoir d'agir des personnes et des collectifs. Une nouvelle approche de l'intervention sociale.* Rennes : Presses de l'EHESP.
JOUSSET, D. (2018). Le *Care* ambivalent. Pourquoi le soin doit-il être démocratique ? *Les Cahiers de l'ERIAC, Rencontres philosophiques*, n°15, 145-156.
JULLIEN, F. (2012). *L'écart et l'entre. Leçon inaugurale de la Chaire sur l'altérité.* Paris : Galilée.
JULLIEN, F. (2013). *L'intime. Loin du bruyant Amour* Paris : Livre de poche.

KASULIS, T. P. (2002). *Intimacy or integrity : Philosophy and cultural difference*. Honolulu University of Hawaï Press.
KITZINGER, J., MARKOVA, I. & KALAMPALIKIS, N. (2004). Qu'est-ce que les focus groups ? *Bulletin de psychologie*, Groupe d'étude de psychologie, 2004, 57 (3), 237-243, halshs-00533472
LACHENAL, G., LEFEVE, C., & NGUYEN, V. K. (2014). *La médecine du tri* (Vol. n° 6). Les Cahiers du centre Georges Canguilhem, Éd. PUF.
LANI-BAYLE, M. (2019). *Mettre l'expérience en mots. Les savoirs narratifs.* Lyon : Chronique sociale.
LAPLANTINE, F. (2018). *Penser le sensible.* Paris : Pocket.
LAUGIER, S. (2005). Le *care* : enjeux politiques d'une éthique féministe. *Raisons publiques,* n°6, 29-46.

LATOUR, B. (1991). *Nous n'avons jamais été modernes*. Paris : La Découverte.

LANTZ, B., DIZERBO, A., PUGNET, G., FARGE, D. (2023). Production de savoirs par des patients atteints de sclerodermie systémique ou de lupus systémique et relevant d'un traitement innovant. In M. Gargiului & J.-L. Mandel (2023). *Maladies rares : l'apport des recherches en sciences humaines et sociales.* (pp.147-163).Toulouse : Erès.

LEFEUVRE, K. & OLLIVIER, R. (2018). *La démocratie en santé en question(s).* Rennes : Presses de l'EHESP.

LEVINAS, E. (1987). *Hors sujet.* Paris : Fata Morgna.

LEVINAS, E. (1990). *Totalité et infini. Essai sur l'extériorité.* Paris : Livre de poche.

LEVI-STRAUSS, C. (1977, 6e édition, 2010). *L'identité* Paris : PUF, Quadrige

LOIGNON, C., DUPERE, S., GODRIE, B. & LEBLANC, C. (2018). « Dés-élitiser » la recherche pour favoriser l'équité en santé. Les recherches participatives avec des publics en situation de pauvreté en santé publique. *Éthique publique* [En ligne], vol. 20, n° 2 | 2018, mis en ligne le 15 avril 2019. http://journals.openedition.org/ethiquepublique/4058

MAILLEUX, S. (2013). La survie au quotidien : résistance ou mobilisation. *Encyclo.* Revue de l'école doctorale ED 382, Université Sorbonne Paris Cité, 2013, 23-35.

MARCUM, J. A. (2008b). Reflections on humanizing biomedicine. *Perspectives in Biology and Medicine,* vol. 51, n° 3, 392-405.

MARIN, C. (2017). *La maladie, catastrophe intime*. Paris : PUF.

MARIN, C. (2023). *Les débuts. Par où recommencer ?* Paris : Flammarion / Autrement.

MEDINA, J. (2013). *The epistemology of resistance. Gender and Racial Oppression, Epistemic Injustice, and Resistant Imaginations*. Oxford : Oxford University Press.

MORIZOT, B. (2023). *L'inexploré.* Marseille : Èditions Wildproject.

MOSSIERE, G. (2021). Sens et confidence dans les guérisons contemporaines : quelques moments ethnographiques

thérapeutique au Québec. *Parcours anthropologiques,* 16/2021, 8-27.
https://doi.org/10.4000/pa.1466
NASSIM ABOUDRAR, B. & MAIRESSE, F. (2021). *La médiation culturelle.* Paris : PUF, Que sais-je ?
PETIAU, A. (dir.2021). *De la prise de parole à l'émancipation des usagers. Recherches participatives en intervention sociale.* Paris : Presses de l'EHSP.
PETITMENGIN, C. (2010). *L'expérience intuitive.* Paris : L'Harmattan.
PIERRON, J-P. (2021*). Je est un nous. Enquête philosophique sur nos interdépendances avec le vivant*. Arles : Actes Sud.
QUINCHE, F. (2008). Sites Internet santé : vecteurs de normes santé ou lieux de contestation ? *Philosophia scientiae*, vo l. 12, no 2, 2008, 80-89.
RABEHARISOA, V. & CALLON, M. (1998). L'implication des malades dans les activités de recherche soutenues par l'Association française contre les myopathies. *Sciences sociales et santé*, vol.16, n°3, 41-64.
RABEHARISOA, V. & CALLON, M. (2002). L'engagement des associations de malades dans la recherche. *Revue Internationale des sciences sociales*, 2002/1, n°171, 65-73.
RANCIERE, J. (2007). *La haine de la démocratie.* Paris : La Fabrique.
RANCIERE, J. (1987). *Le maître ignorant.* Paris : Fayard.
RAWLS, J. (1995). *Libéralisme politique.* Paris : PUF.
RICŒUR, P. (1983-1985). *Temps et récit, I, II, III.* Paris : Seuil.
ROBERT, C. (2021). Préface (pp.14-18). In : A. Petiau (dir.). *De la prise de parole à l'émancipation des usagers. Recherches participatives en intervention sociale.* Paris : Presses de l'EHSP.
ROGERS, C.R. (2001). *Approche centrée sur la personne*. Lausanne : Randin.
ROSANVALLON, P. (2006). *La contre-démocratie. La politique à l'âge de la défiance.* Paris : Seuil.
ROSANVALLON, P. (2021). *Les épreuves de la vie. Comprendre autrement les Français*. Paris : Seuil.
SAOUT, C. (2022). *La démocratie en santé. Comprendre et s'engager*. Rennes : EHSP.

SAKOYAN, J. (2008). L'éthique multi-située et le chercheur comme acteur pluriel. Dilemmes relationnels d'une ethnographie des migrations sanitaires ». Revue *ethnographiques.org*, n°17. [En ligne]. http://www.ethnographiques.org/2008/Sakoyan.html

SCHAEFFER, J.-M. (2015). *L'expérience esthétique*. Paris : Gallimard.

SCHAEFFER, J.-M. (2009). *Pourquoi la fiction.* Paris : Seuil.

SCOTT, J. (2009). *La Domination et les arts de la résistance : Fragments du discours subalterne*. Paris : Editions Amsterdam.

SIMPSON, R.G. (1996). Relationships between self-help health organizations and professionnal healthcare providers. *Health and Social Care in the community*, 4, 6, 358-370.

STIEGLER, B. & ALLA, F. (2022). *Santé publique année zéro.* Pairs : Gallimard.

TRAINARD, P-Y. & GAGNAYRE, R. (2013). *Education Thérapeutique du patient en ville et sur le territoire*. Paris : Maloine.

TOURETTE-TURGIS, C & THIEVENAZ, J. (2014). L'éducation thérapeutique du patient : champ de pratique et champ de recherche. *Savoirs,* 2014 ; 35, 9-48.

VAN DEN BROUCKE, S. (2014). Health literacy: a critical concept for public health. *Archives of Public Health,* 2014 ; 72(1):10.

VISVANATHAN, S. (2009), « The search for cognitive justice », symposium « Knowledge in Question on Interrogating Knowledge and Questioning Science » www.indiaseminar.com/2009/597/597_shiv_visvanathan.htm

VYGOTSKI, L.S. (1925/1994). La conscience comme problème de la psychologie du comportement. *Société française,* n°50, 35-49.

VYGOTSKI, L. S. (1933/1998). *Théorie des émotions. Étude historico-psychologique (*N. Zavialoff et C. Saunier, trad.). Paris : L'Harmattan.

YOUNG, I. M. (2000). *Inclusion and democracy.* New York, Oxford University Press.

Annexe 1 : Charte d'engagement du participant à la recherche

« Regards et expertises au croisement des parcours pour une santé humaine :

vers quelle démocratie en santé ? »

CHARTE D'ENGAGEMENT DU PARTICIPANT CHERCHEUR

Je soussigné(e)

Participant.e à la recherche « Regards et expertises au croisement des parcours pour une santé humaine : vers quelle démocratie en santé ? », m'engage sur les points suivants qui ont été discutés et collectivement approuvés :

1) J'accepte que mon journal de recherche soit diffusé aux membres du groupe de la recherche citée pour de futures communications et/ou publications de recherche sans modifier mon nom (Rayer la mention si vous n'êtes pas d'accord).
2) J'accepte que mon journal de recherche soit diffusé aux membres du groupe de la recherche citée pour de futures

communications et/ou publications de recherche à condition que mes propos soient rendus anonymes - nom des personnes, lieux, dates… - (Rayer la mention si vous n'êtes pas d'accord).

3) Je refuse que mon journal de recherche soit diffusé. (Rayer la mention si vous n'êtes pas d'accord).

En outre, les participants à la recherche mentionnée ci-dessus qui souhaiteraient communiquer et publier sur cette recherche s'engagent à :

- **Ne pas diffuser les données brutes** du *corpus* de recherche issus des *focus group* et/ou des journaux de recherche reçus ;

- **Informer, par courriel, l'ensemble des participants** de leur communication et/ou publication ;

- **Mentionner ladite recherche** avec l'ensemble des participants dans leur écrit et/ou communication.

Dans une logique de réciprocité, les enseignants-chercheurs de l'Unité de recherche EXPERICE et des autres unités de recherche s'engagent à :

- **Respecter toute demande d'anonymat** ;

- **Respecter tout refus de diffusion du journal de recherche** sans demande d'explication ;

- **Ne pas diffuser les données brutes** du *corpus* de recherche issus des *focus group* et/ou des journaux de recherche, en dehors du groupe des participants présents à la recherche ;

- **En cas d'exploitation des données du corpus de recherche** issus des focus groups retranscrits et des journaux de recherche autorisés par leur auteur-trice à être diffusés aux membres du groupe, dans le but de communiquer et/ou de publier des résultats d'analyse, à **informer, par courriel, la ou les personnes ayant rédigé les extraits de journaux mentionnés dans sa communication ou son écrit ;**

- **solliciter la ou les personnes dont les extraits de journaux sont mobilisés pour devenir si elle.s le souhaite-nt co-autrices** de la communication ou de la publication concernée.

Fait à :
Le:

Signature précédée de la mention

« lu et approuvé, bon pour accord »

Annexe 2 : Diffusion du journal de recherche

–

Université Sorbonne Paris Nord

CAMPUS CONDORCET Paris-Aubervilliers

experice

Centre de Recherche Interuniversitaire Expérience Ressources Culturelles Education

Diffusion du journal de recherche

Je soussigné(e)

☐ Donne mon accord pour que mon journal de recherche soit diffusé à l'ensemble du groupe avec mention de mon nom.

☐ Donne mon accord pour que mon journal de recherche soit transmis à l'ensemble du groupe avec mention du pseudonyme suivant : ....

☐ Donne mon accord pour que mon journal de recherche soit transmis à l'ensemble du groupe de manière anonyme (sans mention de mon nom).

☐ Ne souhaite pas que mon journal de recherche soit transmis à l'ensemble du groupe.

Fait à :
Le:

Signature précédée de la mention

« lu et approuvé, bon pour accord » :

Présentation des participants à la recherche

Prénom	Titre / Affiliation
Marie	Patiente et Représentante des usagers – Ligue contre l'obésité
Hélène C	Patiente
Iann	Patient
Elisabeth	Patiente
Charlotte	Usager partenaire
Hélène F	Association Xtraordinaire
Denise	Vice-présidente association AFSA, maman d'un d'un jeune homme atteint du syndrome d'Angelman
Jean-Claude	Professeur de lettres, formateur formation continue sciences de l'éducation Université Paris 13 Sorbonne Paris Nord
Clara	Infirmière de pratique avancée (IPA)
Anne	PHD Sciences de l'éducation et de la formation *community manager* U.R EXPERICE Université Paris 13 Sorbonne Paris Nord
Nadine	Infirmière - PHD Sciences de l'éducation Formatrice consultante
Jean-Charles	Infirmier – PHD Sciences de l'éducation

	Chercheur, formateur
Camila	Enseignante-chercheure Faculté de Médecine de Petrópolis FMP/UNIFASE (Brésil)
Sophie	MCF HDR Anthropologie U.R CREM (EA 3476) - Université de Lorraine
Christophe	MCF Anthropologie U.R Experice Université Paris 13 Sorbonne Paris Nord
Christine	Professeure des universités Sciences de l'éducation et de la formation U.R Experice Université Paris 13 Sorbonne Paris Nord
Olivia	MCF HDR Sciences de l'éducation et de la formation Chaire Engagement des patients U.R Leps Université Paris 13 Sorbonne Paris Nord
Aurélien	MCF Anthropologie GHU Paris
Cécile	Docteure en Anthropologie sociale Chercheure associée au CIREL Past Sciences de l'éducation et de la formation Université de Lille
Bruno	Professeur des universités Sciences de l'éducation et de la formation U.R. CIREL Université de Lille
Claire	Doctorante contractuelle CNRS Littérature U.R Thalim Université Paris 3

Julia	MCF Sciences de l'Education et de la Formation U.R CIRNEF Université de Caen Normandie
Séverine	MCF HDR Sciences de l'éducation et de la formation ICP – Faculté d'éducation
Carole	Professeure des universités Sciences de l'éducation et de la formation U.R Experice Université Paris 13 Sorbonne Paris Nord
Martine	Professeure des universités Sciences de l'éducation et de la formation U.R Experice Université Paris 13 Sorbonne Paris Nord

Ouvrages parus dans la même collection

Christine Delory-Momberger & Elizeu Clementino de Souza (dir.)

Parcours de vie, apprentissage biographique et formation, 2009.

Pierre Dominicé & Jean-Pierre Boutinet (dir.)

Où sont passés les adultes ? Routes et déroutes d'un âge de la vie, 2009.

Christine Delory-Momberger & Christophe Niewiadomski (dir.)

Vivre/Survivre. Récits de résistance, 2009.

Christine Delory-Momberger

La condition biographique. Essais sur le récit de soi dans la modernité avancée, 2009.

Odile Hess, Benoît Hess, Remi Hess & Geneviève Hess

L'accompagnement d'une mère en fin de vie, 2010.

Muriel Deltand

Musique de soi. Du sensible de soi au musicien révélé.

Vers un renouveau des formes de biographisation, 2012.

Christophe Niewiadomski & Christine Delory-Momberger (dir.)

Territoires contemporains de la recherche biographique, 2013.

Christine Delory-Momberger

De la recherche biographique en éducation. Fondements, méthodes, pratiques, 2014.

Augustin Mutuale

De la relation en éducation. Pédagogie, éthique, politique, 2017.

Anne Dizerbo

Écrire pour se former et entrer en recherche Fragments d'un journal de Master, 2017

Carole Baeza & Martine Janner-Raimondi

Grandir avec la maladie

Esquisses biographiques de portraits d'adolescents malades chroniques, 2018

Izabel Galvao

Le pouvoir d'agir des habitants Arts de faire de vivre, 2019

Valérie Melin

Décrocheurs-Raccrocheurs : les nomades de l'école, 2019

Bruno Hubert

Le droit à l'écriture. Une éthique de la délicatesse au service de la démocratie face à l'anthropocène, 2023

Natalie Depraz, Martine Janner-Raimondi, Pierre Legrand & Frédéric Mauriac

La chronicité. Aspects théoriques et pratiques dans les maladies chroniques (diabète, anorexie, schizophrénie) chez les adolescents, 2023.

www.ingramcontent.com/pod-product-compliance
Lightning Source LLC
LaVergne TN
LVHW011010061026
849535LV00006B/1811